调好肠胃
百病消

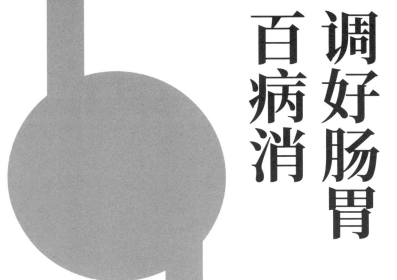

李博 著

首都医科大学附属北京中医医院
消化科主任医师

天津出版传媒集团

天津科学技术出版社

图书在版编目（CIP）数据

调好肠胃百病消 / 李博著. –– 天津：天津科学技术出版社，2022.4

ISBN 978-7-5576-9916-1

Ⅰ.①调… Ⅱ.①李… Ⅲ.①胃肠病 – 防治 Ⅳ.①R573

中国版本图书馆CIP数据核字(2022)第036603号

调好肠胃百病消
TIAOHAO CHANGWEI BAIBING XIAO
责任编辑：胡艳杰

出	版：	**天津出版传媒集团** 🚄 天津科学技术出版社
地	址：	天津市西康路35号
邮	编：	300051
电	话：	（022）23332372
网	址：	www.tjkjcbs.com.cn
发	行：	新华书店经销
印	刷：	北京盛通印刷股份有限公司

开本880×1230 1/32 印张8.25 字数155 000
2022年4月第1版第1次印刷
定价：58.00元

医学是科学，诊疗是艺术。中医临床疗效重证据，证据是文化，文化与证据互鉴，才可造福桑梓。

在人与疾病斗争的过程中，疾病和人类就像战场上的敌人，见面分外眼红，都想一决高下。可是时间久了，你会发现，其实两者还有相互依存的一面，如果一方完全消失，另外一方可能也就不存在了。

人类和疾病相处不仅是一门科学，还是一门艺术。而我们普通人要想健康，就得学习掌握这门科学兼艺术。

尽管中西医存在文化差异，但大家对健康的追求是相同的，这就需要互相学习和补充。西医重视对抗，在患者身体内找到"敌人"，然后集中火力消灭掉，比如抗生素的发明，挽救了很多被感染的人的性命。中医重视和谐，在患者身体内找到"敌人"后，不是一下子消灭，而是和平共处，慢慢用调节身体阴阳的方式恢复身体健康。这些都是和疾病相处之道，都是正确的，重在掌握身体和疾病的邪正关系。那么如何判断身体的状态，并且做出精准的诊断，明确疾病的名称以及中医的病机和症候呢？这需要循证医学和叙事医学的进一步发展，既要有科学的验证，又要有人文情怀。其中关键在于与患者进行良好沟通，进而掌握更多的信息，这样才能"观其脉症，知犯何逆，随证治之"，让医患携手面对疾病，最终战胜疾病。

自古以来，中医脉诊和舌诊，就具有人文的情怀、循证的思维和叙事的雏形。张仲景《伤寒论》讲到"精究方术，上以疗君亲之疾，下以救贫贱之厄，中以保身长全，以养其生"的家国人文情怀，以及"桂枝汤主之""宜小柴胡汤"的循证思维，还有疾病治疗的具体方药和煎服方法，都给我们留下了宝贵的财富，同时也给我们与时俱进、不断创新留下了足够的空间。

甫寸（李博医生的笔名）医生，作为一名消化疾病诊疗科普者，是循证思维和叙事情怀的中青年才俊，近10年著有《胃靠养肠靠清》和《如此简单的循证》系列，《中医师海外行医日记》《实用循证医学方法学》等，还翻译了《叙事医学》等多本著作，将晦涩难懂的医学知识变得通俗易懂，其多部作品成为畅销书，受到业内人士和老百姓的诸多赞誉，将实实在在的循证和叙事糅合到了具体医患共建中。更值得敬佩的是，甫寸医生用这些书籍的稿费，成立了"甫寸医基金"，专门作为基层医生的培养、招募资金，并和他们共同传承医学精神，科普医学知识，传递医患正能量。

欣闻最新力作《调好肠胃百病消》即将付梓印刷，我内心也很高兴。本书依然秉承循证叙事、医患共建的理念，书中的故事深入浅出，又能发人深思。甫寸把身边的中医案例，结合循证叙事的理念，潜移默化地展现出来，告诉我们应该遵循的养生原则，以及生活中面临具体问题时应对的良方。

在平淡中，看到他"为天地立心，为生民立命，为往圣继绝学，为万世开太平"的坚韧和执着，特推荐其科普著作以弘扬国学国医国药，服务人类健康事业。谨致数语，乐观其成。

——王永炎（中国中医科学院名誉院长，中国工程院院士）

一转眼，和李博医生相识已经十二年了。还记得2009年的一天，在"好大夫在线"上读到他的文章《非洲蚊子的妙用——甫寸没有颈椎病的秘密》，忍俊不禁，就约他见面，结果瞬间"路转粉"。之后，我们经常举办这种"网友见面会"，聊天、吃饭。有时约在"好大夫在线"的办公室，他就顺便义诊一下，搞得同事们都成了他的粉丝，排着队请他把脉。

　　在我们眼中，李博是个乐观有趣的人，总是笑呵呵的，有很多新奇的从医经历；他又是一个热心的朋友，有求必应，见面时就顺便把人家的病给看了；他还是一个勤奋的医生，永远精力充沛，业余时间在"好大夫在线"上帮过的患者已经超过一万六千多人，"圈粉"无数；他更是一个负责任的专家，在医术精进的同时，不停地记录和患者沟通的故事，每隔几年就编纂成书，用来向社会普及正确的养生知识。

　　每次提到李博医生，总让人有一种暖暖的、可依靠的感觉。我经常想，李博这样的医生是怎么炼成的？读完这本书，从一篇篇医患故事中，我找到了答案：这不只是医术的问题，更是医德的问题。一个医生，只有满心装着患者，发自内心设身处地为患者着想、为患者负责任，才能给人这种感觉，才能成为患者心中的好大夫！

随着城镇化推进、生活节奏加快，人们之间距离感增加，愈发缺乏信任。而医生和患者之间，尤其不能缺乏信任，唯有建立了互信关系，才能携手共同抗击疾病。但是，在日常门诊中，一次三分钟的沟通是很难建立互信关系的，结果是，医学技术越来越先进，医患矛盾却同步增多。如何解决这个问题呢？这几年，我们高兴地发现，随着互联网医疗被更多医生作为工作平台，医患互信正在加强。

在互联网医疗平台上，医生和患者的关系是跨越时间和空间的。即使相隔千万里，医患关系也可以保持几年、十几年甚至一辈子。随着长期联系的建立，医患从陌生关系逐步变成"半熟人关系"，医生为患者担起责任，患者成为医生的忠实粉丝。在这种关系之下，双方就更容易对治疗方案达成共识，患者对治疗中的病情变化更能理解，依从性提高，最终的治疗效果自然会大幅改善。

李博医生的新书中，有很多案例来自互联网。从这些真实的故事中，我们可以读到融洽的医患关系正向我们走来，我们可以预见医患互信、医患共建的未来。更让人兴奋的是，在这几年的工作中，我发现伴随互联网一起成长起来的年轻医生们，更加从容、积极、热情，他们一方面潜心钻研医术，另一方面愿意用心体会患者的痛苦，善于利用互联网平台帮助患者，他们之中正在涌现出越来越多的"李博医生"。在中国社会数字化转型过程中，这些好大夫正试图把医疗和互联网结合起来，重塑一种崭新的医患关系。

我们坚信，中国的医患关系会越来越好。我们每一个人，都能找到自己心中的好大夫！

——王航（"好大夫在线"创始人）

无论是否了解大数据，我们都已经潜移默化地开始运用，并不断地受到它的影响。如果你在某个购物平台浏览过某个产品，该平台就会给你推荐更多你所喜欢的产品，这些平台之所以能猜透你的心，正是因为你浏览的痕迹。平台根据你的浏览痕迹，结合你个人信息，进行加工处理后，就会大概率推算出你所喜欢的产品，进而推荐更多你喜欢的产品给你，这就是大数据算法。

我们日常生活中的快递、视频网站、支付软件等，每一个都在进行着精准的营销，从海量的数据中，抓取你所喜欢的，精准推送到你面前。

医疗大数据也不例外。然而，这个因果推断或者关联性，却不一定能够完全反映医疗的实际，要想获得比较全面真实的医疗情况数据，需要更多的仔细深入的分析，并进行专业解读才行。

这就跟你妈妈听了邻居说的话，就要给你吃一种东西，用来应对你莫须有的消化不良一样。也许听着像笑话，可这就是事实。经常有"妈妈认为我冷""妈妈觉得我有病"这种情况，就是家长误读了大数据的信息，使得孩子坐在我的门诊前，一脸的不乐意。

所以，复杂的疾病要复杂地对待，简单的疾病要简单对待。

对于小朋友的疾病，很多时候，经过判断后，我都会告诉他们的妈妈，尽管症状复杂，但实际上处理很简单，就是采用甫寸儿童健康方案，方案如下。

还给孩子自由，但不是放任自流。更多的时候，把孩子看成一个大人和他交心，比高人一等地管教他，更有利于他的身心健康。曾在网络上看到这样一句特别暖心的话，道出了儿童消化不良治疗的真谛："我希望你陪我长大，而不是教我长大。"从孩子的角度出发，才能更好地理解，孩子什么样才是健康的，以及孩子真正希望的是什么事情。

在给孩子自由的时候，要树立一定的规矩，并严格执行。就像我闺女一样，当她因为其无理要求没有得到满足而哭闹的时候，切记，不能为了满足她而破坏自己立下的规矩。父母不够坚定，是导致儿童哭闹更凶的根本原因，就会导致，不爱吃青菜的孩子越来越不爱吃青菜。挑食不仅导致消化不良，也是便秘的首要原因。所以，他哭任他哭，心平气和之后再贴心交流。孩子挑食是谁造成的呢？一定是家长妥协导致的。孩子喜欢什么就吃什么，可不就挑食了嘛！改变这点至关重要，要让孩子的饮食均衡起来。

树立健康的观念，要以身作则。放下手机带着孩子去健身，比如可以和孩子一起比赛跳绳，一起去游泳，一同去攀岩，而不是丢给他手机或者iPad，这样会让孩子更好地养成良好的生活习惯和运动健康的理念。

在饮食结构上，能够平衡膳食。作为家长要多研究做饭的艺术，让孩子爱上健康饮食，同时养成良好的生活健康意识，早点儿睡觉，早点儿起床。良好的生活习惯可以让疾病消失。

最后，我根据多年的经验，为简单的疾病制定了简单的治疗方案。甫寸儿童健脾茶：太子参12g、苏梗10g、山楂10g、麦冬10g、陈皮10g。一日量煮水，加冰糖适量以水代茶饮，可以健脾开胃，帮助恢复胃功能。

复杂的疾病复杂治疗。

人世间是很复杂的，无论是人心还是医疗。

从医学生的成长过程就能看出来。从我们信心满满地毕业，学会了治疗各种疾病的方法，进入医院那一天起，就备受打击。无论对于西医的生理病理，还是中医的各个方剂，我们都会由衷地发出感叹："学医三年，自谓天下无不治之症。行医三年，始信世间无可用之方。"原因很简单，任何人的疾病，不会按照教科书来发展，典型的疾病表现一定是少数的，而且单纯得一种疾病的也为数不多。疾病的诊断和治疗，就是一种断案的过程，从现象来追溯原因，并找到解决方法，经验和证据一个都不能少，还要有在诊疗中和患者进行交流的本事。所以，掌握循证和叙事医学，倡导医患共建的诊疗，才能抓住治病的关键，从而因势利导。

1.难缠的幽门螺杆菌感染

患者朋友陈某找我的时候，已经是他第5次来根除幽门螺杆菌失败了，他痛苦的表情让我印象深刻，他说："李大夫，我做了什么孽，怎么幽门螺杆菌就缠着我不放呢？"我跟他笑笑说："这是你的命。"确实，这句的意思就是要他学会和疾病和平相处。我仔细研究了他的胃镜检查结果和症状，其实还不算严重，可以先不吃药观察一段时间。因为如果经常使用抗生素，有可能会破坏整个消化道的菌群，所以让他靠自身修复是比较好的。随后，我给他制定了中西医结合的治疗方案。

当然，第一步还是要有基础治疗，注意饮食和运动。西药治疗采用的是四联疗法，是全球通行的方案。我们还增加了一种抗生素——头孢，同时服用健脾化湿的中医汤药——柴平汤（加减）。最后还增加了服药时间，抗生素延长了20天，汤药延长至两个月。

结局还很不错，幽门螺杆菌终于被根除了，陈某很开心，我还是叮嘱他，记得保持住。陈某点点头说："李大夫放心吧，我已经快把你书中关于幽门螺杆菌感染的部分背下来啦！"

2.心脏搭桥术后的消化性溃疡

黄某是曾经来我们这里治疗肠道疾病的年轻人。他的父亲由于长期吸烟饮酒，得病卧床之后，做了心脏搭桥手术。由于黄老爹血脂高，又做了心脏手术，要长期服用阿司匹林以及抗凝药物。性格内向的黄老爹，按照医生的嘱咐开始治疗，没想到，半年后，又因为便血住了医院。原来长期服药，导致黄老爹出现了消化性溃疡。

这是医学经常遇到的两难境地，服用抗凝药会加重胃部的消化性溃疡，不服用抗凝药，就会增加心血管疾病的风险。怎么办？

那只有一边服用不得不服用的抗凝药，同时用抑制胃酸的药物和胃黏膜保护剂，例如奥美拉唑、法莫替丁，以及铝镁加等。一般情况下，这几种药用一种就行，但根据疾病的严重程度，有时也可考虑使用两种。当然，也可以选用六君子汤（人参、白术、茯苓、甘草、陈皮、半夏）进行益气健脾，保护胃黏膜。

后来，黄老爹经过治疗，偶尔还会大便偏黑，但是，病情基本稳定了。

3. 干燥综合征、痛风与甲状腺炎后的萎缩性胃炎

我们要好好珍惜当下，如果你觉得生无可恋，建议你跟我出出门诊，或者查查房，最好去急诊待一天。到时候你会发现，没有什么疾病困扰的话，我们真的很幸福。坐在我前面的沈某真的是比较乐观了，全身上下这么多疾病，都没有把她压垮，你说她生活习惯不好吗？不是的，可就是疾病缠身。做过两次手术，有好几种免疫性疾病，都是中西医难以对付的。那该怎么办呢？

对于她的故事和经历，我更多的是倾听，当情况变得很复杂，我们的职责就在于抓住主要矛盾，用叙事医学、医患共建的方法和疾病和平相处，进而实现症状好转、延缓疾病的进程。

对于心血管病、高血压、糖尿病等，除了基础治疗，中医的治疗，重点在于健脾养胃。保证吃得好，拉得爽，睡得香，就是最高要旨。中医认为"出入废则神机化灭，升降息则气立孤危"，新陈代谢一定要好。疾病已经发生，并且没有办法根除，只有与疾病握手言和，才能保证身体的正常运转。

所以，复杂的疾病也可以简单地治疗。

不要妄图改变血管的走势，不要奢望消除结石或者息肉，不要想着改变血液的成分，而是应在和平共处的基础上，建设好脾胃。

所以，对于沈某的治疗，反而要回到不忘初心的方案，那就是最基本的健脾理气、促进新陈代谢。缓和治疗也好，姑息治疗也罢，终极目标就是提高患者生活质量，让患者活得舒服一些。

无论是简单的疾病，还是复杂的疾病，我们最终的目的，是回到不忘初心上来，医患共建，让患者获得最佳的治疗效果和体验。

——李博（北京中医医院消化科主任医师）

CONTENTS ·目录

简短说明

1. 我原名李博，笔名甫寸，所以在文中看到"甫寸 ××× 处方"，不要非得查找"甫寸"是个什么，那只是我的名字而已。

2. 本文中出现的方剂作为建议仅供参考，使用的药材大部分都为药食同源的药材，安全性高，但不排除少部分可能会引起过敏以及不良反应，建议在医师和药师的指导下使用。

你知道吗？肠胃病将你的生活打乱了

第一章

01

口臭可不能全怪嘴巴

在网络上，我们敲字如飞，仿佛亲密无间、无话不谈，可是见面一张口说话，别人唯恐避之不及，就因为我们嘴巴的"口气"太大，让对方无法接近我们。这是很多人在社交过程中遇到的尴尬瞬间。那么，到底该如何解决口臭的问题呢？听我慢慢分析。

直面你的口臭问题

我的门诊来了一个小伙子。他的病历本上面写得满满当当，充分展现了这3年口臭给他带来的苦恼经历。

病历本描述得很细致，分门别类，字字句句都反映出他已经在这个症状上陷得很深。口臭就像一个无底的黑洞，不断地吸吮着小伙子的精髓。经过治疗，口臭治好了，好了之后又复发，反反复复，这个恼人的状态如影随形。

小伙子受到口臭的困扰，已经3年了，口臭逐渐影响到了他的生活。面对这个烦恼，他忧心忡忡，多次在各个医院进行诊疗。用他的话说，花钱是小事，严重的是内心的煎熬，时好时坏，毫无尽头……

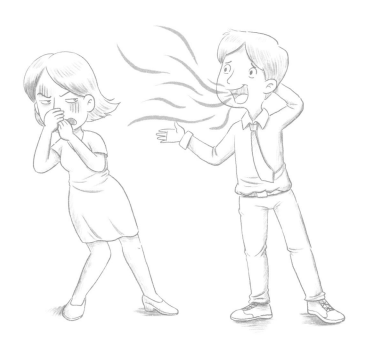

密密麻麻的病历，犹如早高峰的地铁1号线，拥挤不堪。而眼前的小伙子似乎已经被一条锁链紧紧缠住了脖子，自己不断地挣扎，却越来越紧。同时，我的眉头也像这条锁链，越拧越紧。

这个小伙子长得蛮秀气，轻声慢语好像是大姑娘，躲躲藏藏，吞吞吐吐，我觉得和他沟通不能用寻常的语气，只能将他当女孩子一般对待，将问题一层一层地剥开，然后才有回旋的余地。

我拍拍他的肩膀，感觉到他身体的僵硬，似乎有一种潮潮的味道，在空气中蔓延，应该是紧张出汗的原因。

也不知道是充满了期待，还是已经绝望，他把所有的情况颠三倒四地说完后，就摊开双手，一言不发。

从他的病历记录和语无伦次的描述中，我捕捉着诊断和解决口臭问题的方案，同时思考着沟通、交代病情的方法。我把和患者沟通的方法分为两类："一泻千里"和"逆水行舟"。有时候沟通非常顺畅，双方都具有亲和力，如尼亚加拉大瀑布一样一泻千里，顺流直下；有时候患者的气场和医生的气场不融合，则如逆水行舟，百般困难，这时就要审时度势，因势利导。

我说："你这么棒的一个小伙子，还能被这个问题困扰？我问你，有没有经常运动？"

他说："每天都在考虑口臭的问题，都没有锻炼。"

我说："这个可以有。"

他说："这个真没有。"

我说："以后可以有。"

我们俩都笑了，随后的沟通非常顺畅，"一泻千里"。这是因为我根据年轻人的特点，对患者的状态进行了判断，拿捏得特别准，说难不难，说简单也不一定。如果他没看过这个小品，那我后来的话就是对牛弹琴；看过，理解了这句话的精髓，并且和今天的状态吻合，话题才能恰到好处地切入进来，他才能明白我的意图和劝告。所以，文化背景对疾病的理解，以及诊疗方案的执行起到了举足轻重的作用。

谈话最后的落脚点，还是我跟他说的，要运动。运动就能把心结打开，仿佛暗室中照进一缕阳光，而照进来的阳光，会扫除一切阴霾。

口臭都只是嘴巴的原因吗？

我对小伙子说："口臭虽然有各种原因，但都是因人而异，具体问题得具体分析，现在我先来分析一下你的口臭情况，然后再找对策。"

口臭的原因，主要有以下几点：

"第一，饮食原因。临时性进食一些散发气味的食物，如大蒜、葱等，也会产生口臭，但不久就会自然消失，这是临时性口臭的原因，我们暂时将这种口臭命名为急性口臭。其实这都不算疾病，而是一个症状，明显你的口臭不是这个原因，毕竟你发病已经3年了。"

他眨眨眼睛，听得很认真。

"第二，口腔问题。慢性口臭的原因是口腔问题，这是最常见并且容易被忽略的。牙龈炎、牙周疾病等都可以引发口臭。没有正确使用牙刷及牙线、没有定期进行口腔体检护理等，都可能出现食物残渣留存、牙缝没有清理干净的现象进而导致牙齿周边的问题。我们消化内科和口腔科是息息相关的，牙好胃口就好，吃吗吗香，这个是有道理的。健康的口腔有利于消化系统的运行。所以，口臭一个重要原因就是口腔的问题，需要进行口腔科诊治、洗牙，并正确护理口腔，保持口腔健康。曾经好几个患者有口臭的毛病，中药吃了半年，怎么都治不好。后来听我的劝告，做了洗牙和口腔治疗，很快就好了。寻找到正确的病因非常重要，不能盲目吃药。根据你的诊疗记录，应该不是这个问题。

"第三，胃热引起。中医说的胃热，大概能对应西医的消化不良或者胃食管反流，因为症状一样，所以，很多时候用胃热来进行诊断和说明是比较准确的。我看过你的诊疗记录，你进行了中医汤药和中成药的清胃热治疗，效果时好时坏，说明了这一点。这也是口臭常见的一个原因，这时候，口臭就不是口腔的问题了，而是消化道的问题。一般是饮食不规律，尤其是吃一些刺激性的食物，以及调料多、重口味的食物，导致消化不良，胃内的气体反流引起的。

"第四，幽门螺杆菌感染。口臭也可能是幽门螺杆菌感染导致的。幽门螺杆菌感染后会消化不良、胃肠动力不足，不正常的气体、没有消化的食物的气味会返上来。这个原因需检测确定。"

小伙子听得很认真，还写下了1、2、3、4……

根除口臭的办法还是有的

我之所以这么细致地进行分析，目的是让这个小伙子不再纠结。其实患者的类型不同，需求也不同。有的患者就希望"兵来将挡，水来土掩"，不想知道怎么回事，只想知道该怎么解决。而更多的患者希望知道疾病的来龙去脉，做到心中有数。对于这位心思细腻的小伙子，需要为他分析口臭在中西医中发病的机理，提供条理清晰的解决方案。

针对以上4个方面，我为小伙子制定出了治疗口臭的方案：

（1）少吃葱蒜等食物，其实这个不重要，你知道就行了。

（2）好好洗牙，然后正确使用牙线，观察一个月，确定是否还有口臭。

（3）根据中医辨证，你不仅有胃热，还有湿气困在中焦，湿热在一起，不容易被清除。我给你开1~2周的汤药，不仅可以清胃热，还有健脾化湿的作用，这样才能从根本上解决你胃热反复发作的问题，之前的处方大部分是清胃热，没有考虑化湿的问题，所以效果不理想。

（4）给你开一个C-13呼气试验（该试验是用来检验胃部是否有幽门螺杆菌感染的，一般数值小于4为阴性。阴性说明不存在幽门螺杆菌感染）。明早空腹来查，确定是否有幽门螺杆菌感染。

如果口臭很顽固，我再给大家提供一个治疗口臭的处方。

甫寸防治口臭方：

麦冬15g　　藿香10g　　佩兰10g　　桔梗10g

薄荷10g　　陈皮10g　　菊花10g

冲泡代茶饮。

这些药材具有清热、除湿、理气的功效，且药材本身具有芳香气味，对治疗口臭有良好的效果。

化治疗于无形，生活中要同时注意下面的问题：

（1）饮食自然，摒弃过度烹饪及过多调料的刺激，饮食要小清新，不要重口味。

（2）放松心情，消除紧张情绪，豁达乐观。

（3）动起来，通过运动锻炼身体，排出汗液。

虽然我给出了治疗口臭的办法，但贯穿始终的，还是规律吃饭，加强运动。

这次诊疗一气呵成。我耐心地听他说了那么多，已经把这些诊疗的分析和决策方案打好了腹稿，并且把条理理顺。所以，我自信地说完这些，他听了也很高兴。

一切都在我的掌控之中。我喜欢这种游刃有余的感觉。虽然这是一个小病，但解决它也是医生的职责。

通过几次的诊疗，我们进一步理清了思路，年轻小伙子变得自信起来，重新面对未来，甩开疾病的包袱，轻装前进。这就像冲锋陷阵之前探查敌情，知己知彼，才能百战不殆。

　　小病、小症状，往往是患者的大痛苦。医生帮助患者解决这些小问题，绝对值得。

02

被肠胃病折磨得彻夜难眠，我该怎么办

哪些原因会造成打呼噜呢？

姜某又来找我了，这次的问题是睡眠一直不好。他说："李大夫，我听说睡眠和胃口也息息相关。你帮我调理一下我的胃口，我的睡眠是不是就好了？"

我说："你知道的还不少，看来科普是有用的。"

"近朱者赤近墨者黑，我总跟你一起讨论医学，我想，这也是近水楼台先得月，感谢！我这个呼噜打得有点儿恐怖，邻居因为这事情还找上门来过。"

"这也太夸张了吧，那好的，我给你想想办法。"

睡眠不好和胃口关联很大，吃得太饱和不吃饭都可能影响到睡眠，正是应了那句中医的古话"胃不和则卧不安"。

哪些原因会造成打呼噜呢？

根据我多年的临床经验，我觉得打呼噜主要有以下几个原因：

第一，胃口太好，吃得太多。吃得太多，导致太胖，便经常打呼噜，这样有可能导致自己睡眠质量不高，还时常影响到身边其他人的睡眠。

第二，吃得太少，思虑太多。饭量不是很大，但是操心的事情却很多，思虑一直难以停下来。我推测诸葛亮就会经常失眠，事无巨细，时时刻刻都在操心，能睡着不容易。

"胃不和则卧不安"，消化和睡眠息息相关，这个从西医学的角度来说，还是肠道菌群的问题。因为胃肠是人类的第二大脑，胃肠不好，思虑就不停息，神经兴奋，很难入眠。从中医的角度来看，就是"阳入于阴则寐，阳出于阴则寤"。胃肠是行气、行血的要道，阴阳表里虚实的总控。如果吃得太多，或者吃得太少，或者是胃肠不舒服，阴阳气血就不会太通畅，阴阳没法正常会合，就会令人失眠多梦。

实际我在诊疗中遇到的情况包括这些：

（1）入睡困难，辗转反侧，瞪眼到深夜，甚至到天亮；

（2）睡着了早醒，醒来就再难入睡；

（3）梦多，深度睡眠不足，起来之后特别累。

根据梦境，又分为这3类：

（1）醒来就忘了；

（2）记得住梦，梦就是白天的事情的延续；

（3）梦境很激烈，似乎是有人追你，这种类型的。

如何解决睡眠问题呢？

如何解决睡眠问题呢？这需要我们分门别类地对待。

根据我在门诊多年的治疗经验，总结出了"甫寸养胃助眠法"：

首先是通则，针对所有失眠，第一要做到的是静心，调畅心情，就会改善肠道菌群，达到助眠的作用。我们可以回顾一下，睡不着的原因，往往就是你明天要考试，或者有人生重要的事情引起担忧，所思不遂，控制欲强，这些都能让阳气激荡。一两次没关系，长期焦虑担忧，就会出现失眠的情况。如果能够保持平和的心态，就能更好地让阳气进入阴经，"阳入于阴则寐"，从而进入睡眠的状态。这是最重要的原则。

具体可以解决睡眠问题的操作方法：

（1）晚上9点喝一杯鲜奶，或者酸奶，有助于提高睡眠的质量。

（2）不要刷短视频，可以阅读一本书，甚至可以看一个小时电视，都有助于睡眠。

（3）练习书法（软笔或者硬笔），以隶书为佳。

（4）用热水泡脚15分钟。

（5）听乡村音乐或者轻音乐。

在这个基础上，可以服用"甫寸养胃助眠1号方"：

炒酸枣仁30g	茯神15g	知母10g	川芎10g
炒白术15g	柴胡12g	黄芩10g	白芍15g
砂仁6g	紫苏梗10g	香附10g	桔梗10g
法半夏10g	秫米10g	陈皮10g	炙甘草6g

7~14剂水煎服或者颗粒剂冲服。

这个方子由著名的酸枣仁汤、半夏秫米汤、香苏散组合而成。

其中酸枣仁、茯神、知母是安神助眠的要药，而法半夏、秫米则要引阳入阴，香苏散轻理气、健脾养胃，三者共同配合，可调畅气机，养胃助眠。

如何抑制打呼噜?

针对打呼噜的问题，我专门研究了一个方法，一定有效。因为俺爹就是这样，我给他治好了，但条件是要听话。打呼噜其实是睡觉不太踏实，睡眠质量一般，为啥呢? 因为呼噜代表气机不够通畅，氧气勉强挤到了肺里，再供应给大脑就打折了。而即使是睡眠，大脑消耗的氧气也是很多的。如果大脑缺氧，那睡眠的质量便难以保证。

抑制打呼噜的方法：

（1）减肥。这是重中之重，俺爹以前大腹便便，经常晚上吃饭

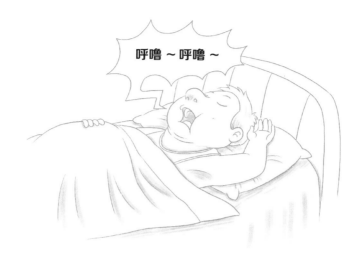

呼噜～呼噜～

喝酒。由于爷爷有肺气肿和肺心病，俺爹也有一些遗传。直到俺爹因为肺气肿住院治疗之后，我才给俺爹"放了狠话"："要是再不减肥，你将来就和爷爷一样了。"爷爷因肺心病很痛苦，临终前我们都在床边，这个场景俺爹历历在目。所以，他听了我这个医生儿子的话。他每天晚上吃饭，减少了主食摄入的量，减慢了吃饭速度，肚子越来越小。听俺娘说俺爹打呼噜的次数少了很多，即便偶尔打呼噜，声音也小了很多。

（2）侧卧。这个也很重要。侧卧有助于减少咽喉部悬雍垂对气机的堵塞，可以保持气机通畅，这样呼噜声就会小，而且吸入的氧气会比较充分。只有保证了大脑供氧，才能睡个好觉。

（3）呼吸机。需要带一个无创的呼吸机，根据具体检查，设定参数，这样才能让气机通畅，减少缺氧情况的发生。当然，如果能按照前面的要求，逐渐减肥，呼吸机可以逐渐不用。用了不到一年呼吸机，俺爹打呼噜的毛病完全消失了。

当然还有极其特殊的情况，有些病人悬雍垂长得太大，以上措施都不行，可以考虑手术治疗。

这种情况下，可以服用"甫寸助眠2号方"：

法半夏9g	陈皮10g	川牛膝15g	茯神15g
竹茹10g	白薇10g	决明子15g	桔梗10g
太子参15g	炒山楂12g	桂枝10g	炒白术15g
厚朴10g	干姜6g	莲子10g	炙甘草10g

7~14剂水煎服或者颗粒剂冲服。

此方选用二陈汤和东汉末年著名医学家张仲景的苓桂术甘汤和厚姜半甘参汤，加用化湿、消脂、减肥的药物，有助于去除身体的湿困。"病痰饮者，当以温药和之"，所以，选用经典的化湿理气方剂，同时引热下行，能促进气机流通、助眠，并且减少打呼噜。

入眠困难，一旦入睡噩梦不断怎么办？

针对入睡困难、做梦多的问题，在前面我所给出的治疗方法的基础上，建议到神经内科、中医脑病科、心身医学科进行专业评估和诊断，结合胃肠的情况进行对症处理，养成良好习惯。

具体做法包括：

（1）早睡早起，晚上10点之前上床，早晨6点半之前起床，无论晚上几点睡觉，早晨都不要超过7点起床，不要睡懒觉，以免形成恶性循环；

（2）白天的时候要多运动、多出汗，让阳气多活动，"阳出于阴则寤"，所以只有白天多活动，晚上阳气才能乖乖地回到阴经中，我们才能睡好；

（3）按摩耳垂及手掌腕部的神门穴5~10分钟。

对于入睡难和梦多，可以选用"甫寸助眠3号方"：

柴胡15g	桂枝10g	煅龙骨30g	煅牡蛎30g
法半夏9g	黄芩10g	白芍15g	茯神15g
炒酸枣仁30g	陈皮10g	黄连6g	阿胶（烊化）10g
陈皮10g	炙甘草10g		

7~14剂水煎服，晚上服药前加新鲜鸡蛋黄一个冲服。

选用张仲景的柴胡桂加龙骨牡蛎汤加用黄连阿胶汤，共同镇心安神，调节少阳少阴，能够减少心神的思虑和心胃有火对睡眠的影响。

如果做梦且记不住，用上面的方剂就可以了。

如果梦境和白天的经历一样，说明白天的事情延续到了晚上，可以加用莲子心5g、合欢花12g，可以清心火，降低大脑的运转速度。

如果梦境比较激烈，说明已经化火，甚至灼伤形成瘀血，我们将此称为灯笼病。灯笼是一种形象的比喻，我们可以看到灯笼外面是一层纸，中间的火在烧着。

对于灯笼病，清代医学家王清任有一个著名的方剂，就是"血府逐瘀汤"，可以在"甫寸助眠3号方"的基础上，加入"血府逐瘀汤"：

柴胡15g	桂枝10g	川芎12g	川牛膝15g
法半夏9g	黄芩10g	赤芍15g	茯神15g
红花10g	陈皮10g	枳壳12g	当归12g
生地12g	桃仁10g	陈皮10g	炙甘草10g

7~14剂水煎服。

上面所有的方剂，针对的是一个基本的情况，使用时要根据具体的情况进行判断，在医师的指导下使用。

"胃不和则卧不安"，睡觉和吃饭都是人生大事，而这两者还密切相关。认真对待睡觉和吃饭，才可以享受人生。

03

健康的肠胃有助于提高孕育率

中国开启了"三胎时代"。不过话说回来，无论是一胎、二胎还是三胎，如果脾胃有一定的压力，那么怀孕是有一定难度的。

子宫就是土地，土地肥沃才能受孕

如何保证爱爱的质量，并且能够顺利地怀孕，生育一胎以至于二三胎呢？脾胃的作用是不容忽视的。

我曾经的一个患者朋友小白，结婚多年，在北京有车有房，但就是没有孩子，最初他们夫妻忙着挣钱，没有时间要孩子，到了想要孩子的时候，却迟迟怀不上孩子，即便做试管婴儿，也没有效果。

于是，他们来到了我的门诊。其实，小白之所以直接找到我也是听我的另外一个患者小苗介绍的。小苗曾经结婚多年不能怀孕，她也做过试管婴儿，依然没有达到预期的效果。后来在我这里，经过中药治疗后，顺利地怀孕了。小苗已经是两个孩子的妈妈了，前几天她再次来到我的门诊询问我，让我给她开点儿药，她打算生第三胎……

小苗不仅打算要第三胎，她还介绍了别的结婚多年未孕的姐妹到我的门诊。小白就是小苗的好朋友。

我检查完小白的身体，她用期待的眼神看着我，期待我给她带来希望。我却对小白说："女性孕育孩子，就像在大地上种庄稼。子宫就是土地，种子就是精子，只有卵子和精子结合才可以形成受精卵。我举个浅显的案例吧！比如我们要想培育出小树苗，种子要优质，土地也要肥沃，还要定期施肥、灌溉、除草，这样才有可能让小树苗茁壮成长。从你的检查结果看，你的卵子和你老公的精子都很健康，那问题就出在土地上，您的子宫状态不够好……"

其实，我知道小白接下来要问什么问题了，果真在我没有说完的时候她就插话了，问："怎么补才能让我的子宫更加适合怀孕？"

我笑道："如果你真的想将子宫养好，让它更加适合怀孕，就不能单一治疗子宫，而是要双管齐下。什么意思呢？从中医上来讲，子宫是否健康，是否'肥沃'取决于冲任二脉，冲任二脉对应的是什么呢？对应的是肾，所以，我们可以通过一些中药将肾补起来，这样有利于怀孕。"

"那我吃什么中药呢？"小白迫不及待地问。

我说："别着急，因为你的情况特殊。为什么特殊呢？因为你之前做过试管婴儿，肯定打过排卵针，这样会导致你的内分泌系统发生急剧变化，这样对你的身体有一定的伤害，明显的副作用就是你胃口不好，是不是？"

小白点点头说："的确，我自从做过试管婴儿之后，一直觉得胃口不好，我还以为是试管婴儿失败了，我心情不好所导致呢，没有想到是因为这个……"

我接着说："其实，每个人的身体状况是不同的，打了排卵针之后恢复的情况也不一样。有的人几周就可以恢复，而有的人则需要几个月，甚至更长时间。你的身体底子本身很薄，自然恢复得更加慢了。你的肠胃功能一直恢复不过来，胃口也变得很差！所以，你现在不要着急补子宫，而是应该调养你的脾胃，脾胃调节起来了，子宫这块'土地'就肥沃了，怀孕自然是很轻松的事情了！"

我这样举例说明，小白好像听懂了，连连点头。

身体底子到底是什么？

在我给小白调配中药的时候，她又问我一个问题："我小时候父母亲就说我身体底子薄，那个时候我就不明白。刚才您又说到了身体底子薄，到底啥是身体底子呢？"

我说："小时候你父母亲说你身体底子薄，主要说的是身体素质差。当然身体素质也分两种情况：一种是先天的，就是在娘胎里面身体素质就很差，这受父母亲基因的影响，对应的就是中医学中肾的功能，出生之后根本不可能改变的；另外一种是后天的，对应的是中医学中的脾胃功能，这个在后天通过营养吸收，加强锻炼是可以改变的。"

小白又问："您刚才所说的就是后者了？"

"对，我刚才说的底子薄主要说的是你的脾胃功能太差。"

"那么，怎样调理我的脾胃呢？"

"调理脾胃的方法肯定是有的，关键的一点就是不可急功近利，否则适得其反。饭要一口一口地吃，脾胃也要一点一点地调理。至于具体怎么调理，我会给你详细的调理方案的。"

在未给出调理方案之前，我们先根据小白自身的情况分析一下。小白面色发黄、发暗，身体怕冷，稍有个风吹草动就受不了了，而且容易疲劳，即便晚上早早休息了，白天依然觉得困，打不起一点儿精神，而且经常性大便偏稀，这些症状就足以说明小白的脾气虚，脾胃虚寒。我让小白张开嘴巴伸出舌头，我发现她舌淡苔白，按脉沉，通过这点说明小白体内阳气不足，阳气虚亏，这种情况就极有可能是在做试管婴儿的时候打排卵针所用的激素刺激造成的后果。再看看小白的身材，苗条得有些过分，明显就是平时缺乏身体锻炼。

另外，小白身体底子好不好从胃口就能看得出，从性欲也能看出来，这个必须要问，不要觉得不好意思，这是评估身体状态的重要参数。于是我问小白与老公同房的次数，平时是否有想同房的欲望，以及同房中能不能达到性欲的高潮。不出所料，小白根本就没有想法，夫妻生活也是勉为其难地应付一下，这也体现出，中医认为的肾阳不足，就是身体底子差的表现。

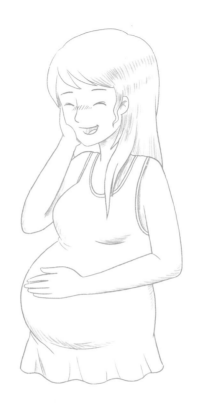

全面打造适合怀孕的身体内环境

要想怀孕必须全面打造适合怀孕的身体内部环境。

小白希望怀孕的心情很迫切，但我告诉她必须听我的安排，然后按部就班地调理脾胃。如果仅仅想吃几服药，短短几周就见效果，即便是神仙也帮不了她。小白坚定表明听我的安排。

于是，我给她制定了系统的调理方案，并且要求严格按照这个方案执行，每周到我的门诊复查一次。

三个月后的一天上午，诊室刚开门小白第一个走了进来，她兴奋地告诉我，她的月经正常了。我笑着说可以看得出来，现在的小白面色红润，而且身体较之前稍微有些发胖，可见我给她开的药有效果了。我检查了一下，告诉她，身体基本恢复健康，可以不用吃药了，也不用每周到诊室复查了，就等着怀孕的好消息吧！小白兴奋得几乎跳了起来。

接下来好几个月小白没有到我诊室来，突然有一天我收到一条微信，在微信中小白兴奋地给我留语音说："李大夫，我怀孕了，我怀孕了！感谢，感谢，非常感谢您！"

听到这个好消息，我的内心也无比激动。

每个人的身体状况不一样，怀孕的治疗方案也不一样，需要因人而异，具体情况具体分析，这样才能提高怀孕的概率。

我将调理小白脾胃，使得她怀孕的方法分享给大家，希望对大家有用。

第一，调节心情，使自己处于愉悦状态。

很多时候，由于婚后很久不能怀孕，精神压力很大，再加上日常工作、学习、生活等各方面的压力，使得女士精神处于崩溃边缘，导致身体其他机能出现紊乱，这样必然不利于怀孕。因此，要将怀孕看作上天的一种恩赐，一切顺其自然，怀孕不是着急就能成的。只要有顺其自然的心态，乐观地面对生活，孩子就会找上门的。

每当说锻炼身体的时候，很多人觉得这个很简单，完全没有必要作为一个重点来强调。的确如此，但我要问的是，你锻炼对了吗？你锻炼坚持了多久呢？我在前面已经强调了，每个人身体素质不同，并非每一种锻炼都适合每一个人。选择最适合自己的锻炼方式，才能达到事半功倍的效果，才能达到强健体魄的作用。大多数人最为适合的运动是瑜伽、太极、八段锦。另外，锻炼身体必须要有计划，更为关键的是要坚持锻炼，不要想起来了，象征性地比画一下，就算锻炼身体了，这和没有锻炼一样。

说到饮食营养很多人觉得就是多吃，其实大错特错，我们都知道有句话叫过犹不及，并非吃得越多营养就能够全部被吸收，饮食平衡最关键。怎么才能够实现平衡呢？这就需要我们在平时饮食中多注意，少吃油炸、油腻的食物，多吃清淡的食物，比如青菜沙拉、水果等。五谷杂粮也是不错的选择。当然，也不是让大家一年四季都吃五谷杂粮，而是粗粮、细粮都得吃，这样才能实现营养平衡。

（1）外敷处方：

千年健100g　　艾草30g　　桑寄生30g　　干姜30g

三棱15g　　当归30g　　莪术15g　　白芍30g

陈皮20g　　　炙甘草10g

　　将上述药物制成熥药包，放在锅上蒸，开锅算起，大概在20分钟后再取出，然后用毛巾包裹，敷于小腹部，注意温度不要太高以免被烫伤，持续10分钟以上，再换一个新药包。建议蒸药包的时候最好同时蒸2包，当一个药包温度降低了，再换一包温度高的，以此轮换。每次热敷时长保持在四五十分钟。1个月为1个疗程，可以连续热敷3个疗程。该处方具有温阳暖宫、活血止痛的作用。当然不仅适用于宫寒不孕，对痛经、月经不调等也有不错的效果。

（2）内服处方：

①月经期

桃仁10g	红花10g	熟地15g	川芎10g
赤芍15g	当归12g	柴胡12g	法半夏6g
鬼箭羽10g	益母草10g	三棱10g	莪术10g
茯苓15g	枳实12g	砂仁6g	炙甘草10g

　　5剂水煎服，目的就是为了活血疏肝，让月经量多一些。最好能够连服5日。

②月经后期

| 熟地15g | 山萸肉10g | 山药10g | 丹皮10g |
| 茯苓15g | 泽泻10g | 柴胡12g | 法半夏6g |

当归6g   白芍12g   炒白术15g   炙黄芪30g

菟丝子15g   覆盆子15g   陈皮10g   炙甘草10g

7剂水煎服，滋阴疏肝养血，促进卵泡发育。

③排卵期

柴胡12g   当归12g   白芍15g   丹参15g

泽兰10g   枸杞子15g   熟地12g   金樱子15g

王不留行15g   香附12g   茺蔚子12g   淫羊藿15g

羌活10g   陈皮10g   炙甘草10g

该处方的作用是温阳通窍。从月经第11天起，每日1剂，连服6天。

④两固汤

龟板12g   丹参15g   旱莲草20g   川断12g

大云15g   枸杞子20g   菟丝子15g   女贞子10g

巴戟天12g   淫羊藿15g   制附子6g   肉桂3g

该处方具有补肾健脾的作用，关键是能够促使黄体生成，并且能够分泌出更多的黄体酮。自月经开始算起的第17天后开始服用，到下一次月经来临之前。如果痛经严重者可以加重肉桂的克数。

在服用上述药物的同时，可以根据自身身体状况对某些药物适当地加减，另外，最好每周去医院让专业的医生复查一下。

另外，在服药期间夫妻可以有和谐的性生活，总之顺其自然，不要有过大的心理压力，这样有助于怀孕。

小苗的三胎已经成功了，而小白的状态也越来越好，面色更加红润，月经也越来越规律，关键是夫妻关系也好了。小白的老公也给我反映，对于性生活她逐渐变得主动，这预示着，她的身体底子在好转，怀孕条件也逐渐成熟。

当我写到这里可能有朋友要问了，是不是所有不孕不育患者服用上面的处方就可以怀孕？不是绝对的，每个人的身体状况不同，服用效果也不同。所以，我建议最好让专业医生诊断，然后按照医嘱进行调理效果最佳。

04

做人"底气"太足可不好

放屁的尴尬，发生在各种场合，工作时总有不合时宜的声响，打破办公室的宁静；也有不同的味道，弥漫在公交、地铁和航班上。

但这个屁，真的是每个人都有的，有的可以"自产自销"，有的却要"分享"，有的声音大、味道轻，有的默默无声，却影响"深远"。

来门诊咨询屁的问题的人倒是不多，网络上却不少，有的是次数太多，有的是味道太重……

人体为什么会产生屁？

首先，要在生活中找原因。

有吃饭速度的原因、食材的原因，还有生活习惯的原因。

吃饭速度快势必会把气体带进去，身体内的气自然就多。

吃的食物油腻，或者口味重，形成"湿"的状态，屁势必味道重。吃豆子、葱和萝卜多，也会导致响屁频发。

在日常生活中，坐的时间太久，气体排出的速度比较慢，容易形成气滞，导致屁很多。

上面这些是生活中屁多最常见的原因。所以，如果你屁比较多，先要审视你自己的生活。

其次，一些疾病也可导致屁多。

当然，这些疾病主要是胃肠炎症，尤其是肠道的炎症，以及菌群失调。因为肠道的气味和气体的产生，主要还是肠道菌群说了算。

最后，从中医角度分析，屁产生的原因最主要是脾虚气滞。

在中医看来，越是气滞，越会排气多，而气机通畅，反而排气没那么多。这就像一些患者向我倾诉："大夫，我的屁源源不断，这是为什么呢？"这就是因为气机不通畅，推动之力不足，没有办法把身体的气推动到正常的流动空间。

于是，气就被推到了外面。由于不是正常的气体流动，气虚导致动力更加不足，一个接一个的屁就出来了。

如何应对那些让人尴尬的屁呢？

有时候我们能够控制屁，能让屁收放自如，但有时候屁突然来袭，或震耳欲聋，或让人窒息，尴尬万分。那么，我们应该怎样正确应对屁呢？

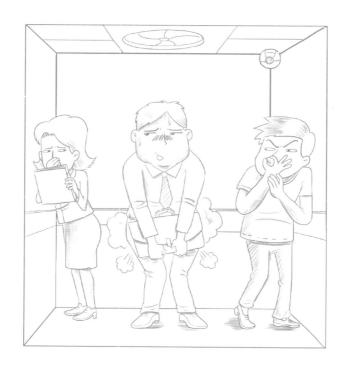

第一，认识到屁产生的原理，养成良好的生活习惯。

从日常生活入手，从根本上认识到屁产生的原理，并且养成良好的习惯。比如吃饭慢一些，细嚼慢咽，一口饭咀嚼7次以上，一次就餐不能低于30分钟，否则吃饭太快，终究会将空气带到身体里，形成不正常的气体，进而产生屁。当然，患者总说："李大夫，你说得太好了，但是'臣妾做不到啊'！"这说明你的意识还没有完全控制自己。

第二，要"小清新"，不要"重口味"。

不可吃得太油腻，进食豆制品、萝卜、葱、蒜等这些能够产气及促进胃肠蠕动的食物，会增加排气的可能。

第三，不能总是坐着，要动起来。

减少开车上班的频率。我自己之前总是开车上班，肚子越来越大，身体越来越胖。后来都是骑车、坐地铁上班，肚子就变小了，所以给自己创造运动的机会很重要。如果是办公室上班一族，要时常做扭腰的动作及工间操，什么动作不重要，最核心的就是要时常站起来走走，不能养成久坐不动的习惯。这里特别提醒经常开车的朋友，需要时常停下来，下车到外面，做个活动。

上述3点，如果做到了2周到1个月，我觉得80%~90%的腹胀、排气多就搞定了，如果还搞不定，请进行下面的步骤：

到医院就诊，找消化科医生进行咨询，我们会仔细询问你的病情，并进行检查，做例如胃镜、肠镜、消化道造影等一系列的检查，明确病因，针对疾病的病因进行治疗。

还可以根据你的检查结果，进行中医药的治疗。

"甫寸理气（屁）方"——枳实消痞丸（基本方）：

枳实15g	党参12g	茯苓15g	炒白术15g
炒麦芽30g	法半夏6g	神曲10g	厚朴10g
陈皮10g	炙甘草6g		

如果是吃饭快导致的排气多、声响屁不臭，可以加莱菔子15g、佛手10g、百合15g、乌药10g。

如果是吃油腻的食较多、重口味，导致肠道菌群失调，可以加黄连6g、瓜蒌15g、苍术15g、薏苡仁30g。

　　如果是久坐不动、气机不畅，可以加香橼10g、桔梗10g、砂仁6g、紫苏梗10g。

　　患者可以根据不同的情况对号入座，解决腹胀排气多的问题。

　　建议汤药或者颗粒剂服用一周，如果感觉好，可以跟进一周。

　　总之，解决屁的问题，要从脾虚气滞入手，医患共建，一起努力。

05

警惕！手机正在改造我们的肠胃

玩手机对胃肠健康的影响

想得到的太多，同时希望不费力地得到是现代人的通病。

没有深入的交流，仅仅是手机屏幕上的点赞，没有任何思想的碰撞，就能完成交流沟通吗？建立连接吗？

时间都去哪里了……

我们点了无数个无谓的赞，没有静下心来思考，没有珍惜当下时光，没有和你身边的朋友家人进行交流，而是追求了虚幻的远方，忽略了当下，忽略了需要你做的事情。

这就是我们绝大多数人的生活。手机给我们的日常生活带来了极大的便利，同时我们也被手机"俘虏"，它将我们的生活弄得支离破碎，也给我们的健康带来很大隐患。

具体来说，手机给我们带来了哪些伤害呢？

第一，给我们的眼睛带来伤害。每天晚上我们躺在床上盯着手机，关灯之后还在玩手机，第二天起床第一件事情依然是刷手机，工作、学习，甚至连上厕所都要攥着手机……我们恨不得钻到手机里面去。长期盯着手机，不仅容易近视，而且容易让眼睛变得疲劳、干涩，甚至疼痛。

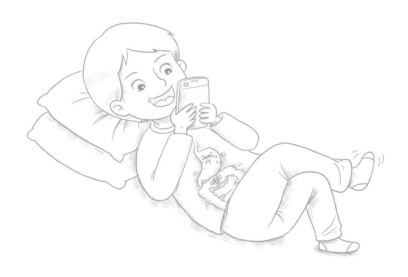

　　第二，玩手机带来更多的焦虑。一方面，我们获取了外界更多的消息，这些消息有好有坏，无论好坏都会影响到我们，好的消息能够让我们兴奋，坏的消息能够让我们内心忧伤，其实是否获取这些消息对我们的生活没有实质的影响，可是我们通过手机看到了这些消息，就会引起我们内心的变化；另一方面，我们经常玩手机，已经形成了一种习惯，一旦离开手机内心就很焦虑，感觉会错过重要的消息，错过重要的人的联系……

第三，玩手机容易突发危险。这样的案例不胜枚举。过马路的时候看手机，发生了车祸；下楼梯刷手机，踩空台阶，摔断了腿……我们每个人的精力都是有限的，如果集中精力玩手机，而忽略了正在做的其他的事情，那么完全有可能发生意想不到的事情。

第四，刷手机占用时间，干其他事情的时间就少了。我们刷手机的次数多了，占用的时间自然多了，投入到工作、学习、锻炼中的时间自然少了。最终导致我们的工作效率很低，工作的质量就更难以保证。

第五，手机严重影响我们的胃肠健康。这个是最为重要的一点。长期刷手机，不仅对我们身体有伤害，而且会导致精神压力增加，改变对胃肠神经内分泌的调控。另外，当手机成为生活主导的时候，我们就会被手机的消息摆布，内心就会产生焦虑，而焦虑会使胃肠物理运动和化学变化不足，最终导致消化不良和便秘等胃肠疾病的发生。还有，如果我们刷手机的时间太长，或者保持一个姿势太久，还会导致胃肠蠕动变慢，容易出现食积等其他消化不良疾病。

所以，建议大家少玩手机，多锻炼，尤其要和身边的朋友多交流，多沟通。这样不仅有利于身心健康，而且有利于建立和谐的人际关系。

放下手机，发现别样的美好

飞机起飞了，手机关机了，我要出差，去外地开会。

我不由得想到了一句话：当我们看不到远方的未来，就走好当前的路。

是啊，我们大部分时间都在和远方联系，为啥不看看当前的事情呢？

窗外的白云，如兔子，如老虎，那么可爱。乘客也变得那么和蔼可亲。

吃过航餐，我小憩一下，还做了一个短暂的梦。梦见所有的手机都自己跳了起来，在空中举行聚会，在唱歌跳舞。主人们都跳起来去抓它们，却都扑了空，手机们不紧不慢地飞着。

忽然，不知怎么地，手机都一下子飞到了飞机外面，和飞机一起飞翔。大家看得一脸茫然，不知道手机为啥都弃自己而去……

此刻，我从迷迷糊糊中醒来，赶紧摸摸口袋，我的手机还在……

我没有了睡意，打开电脑，继续我的创作。

在这个过程中，不知不觉我的手触碰到了手机，但我赶紧缩了回去，继续敲击键盘，反复数次……

下飞机的时候，我发现自己已敲出了5000多字。

除此之外，我还在飞机上结交了新的朋友。

减少手机使用频率，治愈胃肠疾病

开会的几天里，我几乎每天都将手机放在行李箱中。没有了手机，自己仿佛置身于一个孤岛之中，不过孤岛的日子越来越和谐，手机消失的日子，一开始不习惯，后来越来越惬意，每天，固定时间外出觅食相当于锻炼身体，大家不再投精力给一个小小的屏幕，而是把视野还给了天空，还给了绿地，还给了身边的人。

尽管吃得不太规律，也不是多么精致的饮食，但是每个人的胃口都很好。大家在一起大快朵颐，没有了焦虑，也没有了抑郁。

我发现，适度放下手机，是治愈胃肠疾病的良药：

第一，时间还给了我们。大家发现了没有，之前总是控制不了自己的行为，总是有意无意地打开微信，在虚拟的网络世界里畅游，完全没有了时间概念，而没有了手机，我们可以把时间留给自己，用于锻炼身体，这才是治疗消化系统疾病的王道。

第二，放松心态。放下手机，我们不再纠结于小小的屏幕，让交感神经不再处于焦虑状态，有利于保障胃肠的正常运转。

第三，给肠胃一个调理的机会。手机不在手上，就不会时常坐着，或者说，就不会总是低着头，这样就能促进胃肠激素的分泌，调理肠胃的功能。

这里面最重要的，一个是时间的投入，一个是自我控制。

其实，健康的真谛就在于把控自己。

《黄帝内经》里面说，"生病起于过用"，疾病的生成一定与平日的生活习惯相关。频繁地使用手机会使身心失控、时间变得支离破碎。平时倡导少看手机多运动。如果人类没法自控，就需要外界的力量让我们实现"他控"。

时间一天天过得飞快，一切都模糊起来，就在大家的腹肌都锻炼出马甲线的时候，我们又发现了岛上的世外桃源——岛心湖泊，蓝色的水，深不见底，水面划出的水痕，让人心醉，大家更加忘记了自己从哪里来。这是《少年派的奇幻旅行》里展现的仙境，抑或是陷阱？大家都不知道，却在一份期待中，度过这日日夜夜。

　　生活的欲望迷住了每个人的双眼，让人们忽略了健康。

　　减少使用手机时，你不仅能够发现很多美好，还能找到曾经失去的很多东西。

　　怎么降低使用手机的频率呢？

　　我给大家一些参考方法：

　　（1）不要时刻拿着手机，而是在固定的时间来看看，每次看的时间不要超过10分钟，不在飞机上的时候也要遵照执行。

　　（2）尽量坐着的时候不看，站着的时候看手机，这样可以减少使用手机的频率和时间。

　　（3）吃完饭的时候不要看手机，把手机放在一边，或者听有声书，让耳朵工作一下，以减少手机的使用。

　　做到简单的这几点，就可以把手机对胃肠的影响降到最低，走上健康之路。你真的能掌控手机，或者说，能够与手机和谐共处吗？

小心！肠胃病正侵蚀着我们的健康

第二章

01

我们总说"湿气太重"，重在哪里

湿气成为年轻人的通病

我们经常在视频网站上看到一些美食博主，三下五除二，将一盘盘色香味俱全、热气腾腾的美食呈现在我们面前，有时候我也免不了咽口水，恨不得吃上几口。可作为医生的我免不了要问：这些食物满足了我们的味蕾，但我们的肠胃是否能够接受呢？

其实，这些看似色香味俱全的美食，都是用各种调料堆积出来的，绝大多数只是满足了视觉美感，但未必像博主说得那么好吃。

很多来我门诊的患者，在我问诊的过程中都反映了一个共同问题，他们看到视频博主做的美食很诱人，于是按照博主的美食配方来做，结果味道不怎么样，反而吃出了一身的毛病，其中最大的问题就是身体内湿气过重。而且这类患者越来越趋于年轻化，我想这与年轻人爱看美食视频不无关系。

湿气重会伤害到我们的脾胃消化功能。我们身体湿气过重，会影响脾胃的正常运转，伤害身体的脾阳。

具体有哪些症状？

消化不良，吃了就肚子痛，或者是吃什么拉什么，食欲不振，或者出现腹泻、水肿及痰饮等。

最明显的感觉就是四肢沉重，如同灌铅一般，即便每天作息很规律，依然感觉很困，一直想睡觉，干活没有力气，进食也没有胃口……

不少来我门诊的小青年感觉自己就像得了老年病一般，说自己关节很痛，有人怀疑是自己运动过量，但有的人觉得自己没有运动照样关节很痛。按照我的分析这就是湿气过重所致。湿气过重会阻滞在关节部位，必然导致关节疼痛。轻则时断时续隐隐作痛，严重者关节不能够正常地弯曲或者伸直，甚至有些患者还出现手脚发麻等症状。

如果出现这种症状，不能进行及时的调理，很可能引发其他更加严重的疾病，比如高血压、高血脂等。

当然，湿气过重还影响我们的五脏六腑。湿气属于我们经常说的浊气，游走在我们五脏六腑的经络之中。湿气过重，在经络停留时间过长，会严重影响五脏六腑功能的正常发挥。我们感觉到胸闷的时候，其实就是湿气阻滞引发气流不畅所致；腹胀或者食欲不振，其实就是湿气阻滞中焦导致的脾胃失调；出现小腹肿胀，其实就是湿气阻滞下焦造成肾脏和膀胱损伤所致……

如何判断自己湿气过重?

每个人的体质不同,所表现症状的轻重缓急也各不相同。因此,我们要懂得判断和分析,不要因为表现症状较轻就认为湿气与自己没有关系,一拖再拖,等严重的时候后悔莫及。下面我告诉大家湿气过重的表现,大家对照症状结合自己的具体情况,判断自己是否湿气过重。

(1)如果你早晨起床的时候,感觉嘴苦、嘴臭,感觉自己的舌头好像变得厚了一些,而且舌头边缘有明显的齿痕,那么这就说明你身体已经有湿气了。

(2)如果你在大便之后,发现大便黏腻,而且粘在马桶不能顺利冲走,说明你就是湿气过重。当然,小孩子腹胀,或者是便秘都有可能是湿气过重所致。有时候小孩表达不清楚,作为家长一定要仔细观察,提前采取措施,免得孩子受罪。

(3)如果你是一位成年女性,经常性地出现阴部瘙痒、白带异常、妇科炎症反反复复,那么说明你体内的湿气已经过重了;如果你是一位成年男性,经常感觉到阴囊湿热、有气味,那说明你也是湿气过重。

当湿气出现在自己身上的时候,一定要及时采取措施进行调理,避免湿气过重对身体造成更大的伤害。

我认为湿气过重最好的调理办法就是从饮食上调理。很多疾病都是由于我们饮食不当造成的,吃出来的病,还得吃"回去"。

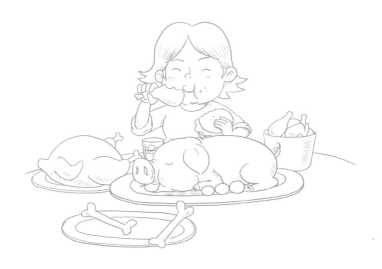

　　就像我的患者小蕊，一位不到二十岁的姑娘，到我这里看病很多次。最初我认为她矫情，过度关注自己，于是觉得自己周身都是毛病。后来我逐渐改变了看法，我意识到类似小蕊这样的人很多，她们真的病了，这都是不良的饮食习惯导致湿气过重给身体带来的伤害。这种情况已经渗透到社会各个阶层，自以为身体很好，大吃大喝，丝毫没有健康观念，使得很多人遭受各种慢性疾病的折磨。

　　最初，针对小蕊的问题，我认为只要按照我所开的处方，以及我所叮嘱的注意事项，调整一两个月应该就没有问题了。可没想到超过了我的时间预期，小蕊依然来我这里看病，我觉得很内疚，浪费姑娘这么长时间却没有给她的病看好。于是，我加了她微信，主要为了交流方便，让她早点康复。

很快，我在小蕊的朋友圈发现了她病症久治不愈的原因。她的朋友圈晒的全是各种各样的美食，从发布的时间来看主要在凌晨一两点，甚至两三点，也许在别人看来是美食，但是我看了内心有些发怵。小蕊仗着年轻，肆无忌惮，胡吃海喝，而且一折腾就是一个通宵，她不生病谁生病呢？我看在眼里，急在心里，不断给她留言，希望她改掉这种饮食习惯，回归正常作息，但是小蕊依然我行我素，和从前一样"潇洒"，继续到我这里看病……

重口味和压力大是湿气重的主要原因

小蕊再次走进我诊室的时候，我不由得想到了她微信朋友圈里的内容，没等小蕊开口，我就说了："小蕊啊！你如果再不注意你的饮食，你的病无论请多么高明的医生都看不好！"

小蕊反驳说："我已经按照你说的在忌口了，而且我已经放弃了很多很多了！"

我顿时有种恨铁不成钢的感觉，提高音量说："小蕊你知道吗？由于你之前一直不注意自己的饮食，现在你的味觉已经被破坏了。所以，当你再次进食过于油腻或者辛辣食物的时候，你的胃黏膜也受到牵连，吸收进的各种营养和身体并不匹配，随后就出现了中医所说的上火、身体不吸收、营养和身体水火不容、脾胃不和的情况……"

看到小蕊坐在我面前一副心不在焉的样子，似听非听，玩着手中的手机。我更生气了，但我压住了心中的怒火，说："你知道你的脸上为什么总是长痤疮吗？而且反反复复？你知道你的脸色为什么越来越发黄，无论用多么高级的化妆品也掩饰不住吗？你知道你为什么月经不调，而且月经量越来越少吗？你知道为什么你总感觉大腿越来越粗吗？"

也许被我戳到痛点了，小蕊收起了手机，盯着我。

我说："这都是你不注意饮食，身体湿气太重所导致的！"

小蕊惊讶道："啊？我的这些问题都是我吃出来的？"

"对，你的症状都是由饮食不当引起的。"

小蕊顿时如霜打的茄子——蔫了。

社会发展和生活工作节奏的加快、物质的丰富多彩及信息触手可及让大家习惯了被刺激的感觉，这尤其表现在美食上。这是导致年轻一代胃肠病、湿气过重的主要原因。我们将这种情况命名为：现代湿困病。

现代湿困病主要是由哪些原因造成的呢？

1.饮食因素：重口味 + 辛辣食物

现在大家生活水平提高了，吃肉喝酒是经常的事情，这样必然导致身体产生湿气。另外，夜生活也越来越丰富，很多人玩到凌晨还不愿意散去。夜生活的主题就是吃，很多人暴饮暴食，吃一些辛辣、刺激的食物，引起脾胃功能下降，从而引起水液代谢出现问题，导致水湿停留在体内，形成湿气重的体质。尤其，在炎热的夏季，大家爱将新鲜的瓜果冷藏在冰箱里面，直到冰凉刺骨才拿出来吃，似乎觉得只有这样才过瘾，其实这种情况最容易导致体内产生湿气。

2.压力大，却不爱运动

现在说到锻炼身体，很多人最爱找的借口就是"太忙了"。的确，现在每个人的生活压力都很大，上有老下有小，还得还车贷、房贷。于是，我们拿身体来换金钱，不知不觉中透支了我们的身体。身体缺少运动，体内的湿气无法排出，必然导致体质逐渐变差，不仅容易生病，而且容易导致身体肥胖。

3.居住环境过于潮湿

比如我们长期居住在阴暗潮湿的地方，又比较少有阳光晒到。这样容易导致体内产生湿气。如果我们住在南方城市，梅雨季节过长，夏季天气炎热，在空调房间待的时间过长，暑湿之气侵袭人体会导致湿气重。另外，有一些工作环境特殊的人，如长期在井下和地下工作的人，体内湿气也容易过重。

4.个人内在的因素

有些人本身的体质就很虚弱，脾虚是其中主要原因之一。那么脾虚会产生哪些问题呢？中医认为脾主运化，脾统水。脾虚的人不能很好地运化水湿，导致湿气在体内滋生，进而出现身体肥胖、多痰、多湿等症状。

湿困病该怎么去调理治疗?

湿气很重的时候，人经常有这样的症状表现：头重脚轻、肢体困重乏力、脘腹胀满、食欲不振、大便溏、舌苔厚腻、脉濡等。只不过有的人症状明显，有的人症状较轻而已，甚至有些人没有将这些症状当作疾病，而是归为劳累，其结果往往是小病拖延成大病。湿气重是一种病，我们不可轻视。治疗湿气重最简单有效的方法就是加强在日常生活中的调理。

具体有哪些调理的方法呢?

（1）尽量做到每年体检2次。湿气有时候已经存在我们体内，但我们没有察觉，通过体检可以让湿气大白于天下，然后采取有针对性的调理。

（2）如果你有熬夜的习惯，为了避免湿气在你体内产生，请务必有规律作息，早睡早起，多锻炼，让湿气远离你的身体。

（3）很多疾病的产生都是我们认识不足所致，所以，要树立正确的养生观念，早发现早治疗，自己要对自己的身体负责。

（4）制订锻炼身体的计划，并且持之以恒地坚持，至少每周能够做到2~3次有氧活动。

（5）可以适当吃一些健脾胃的中药，比如参苓白术散、健脾丸等。脾主运化水湿，吃健脾胃的药物，有助于健脾祛湿。

（6）尽量在家做饭，避免经常性吃外卖。在家中做饭，适当用食用盐和橄榄油，要避免过多、过度使用调料。

（7）保持心情的愉悦。思伤脾，心情愉悦的人可以健脾胃，防止脾虚生湿的情况出现，改善湿气重的情况。

（8）清淡饮食，改善饮食习惯，不吃辛辣、刺激、油腻的食物，少吃牛肉、羊肉等。多吃优质蛋白，如鱼、蛋、奶制品等。我在这里重点推荐一种吃法，就是将有机蔬菜过水之后，蘸酱食用。红豆薏米粥也具有祛湿功效，可以多食用。

（9）可以运用一些中医的方法，比如艾灸、拔罐等改善体质。拔罐可以通经活络，拔除体内的湿气，而艾属阳草，艾灸可以温阳健脾化湿，二者合用效果十分显著。

（10）按摩穴位。按摩神阙穴，也就是我们的肚脐眼部位，可以每天按照顺时针方向按摩，能起到很好的祛湿作用；另外一个是涌泉穴，这个穴位位于脚底部位，每天早晚点按此穴位，每次点按5分钟，也可以达到祛湿效果。

如果想达到更佳的效果，除了上面的方法之外，我推荐大家服用化湿茶饮。

"甫寸健脾化湿轻身茶"：

陈皮15g　　苏梗10g　　麦冬12g　　桔梗12g

山楂10g　　冰糖适量　　鲜薄荷2片　　柠檬2片

上述剂量为1日煮水量。

以水代茶饮，隔日1次，一个月喝10天，能帮你摆脱之前身体摄入过度调料导致的湿困状态。

后来的一天，有位患者来找我看病，她走后我突然觉得她特别像一个人，像谁呢？我想了好久终于想到了，她很像小蕊。对啊！小蕊已经很久没有找我看病了，不知道近况如何？我不由得翻开了她的朋友圈。

现在的小蕊似乎变了一个人，恢复了青春靓丽的容貌，之前那些三更半夜吃吃喝喝的照片也没有了，反而多了一些锻炼身体，以及工作和学习的照片。

我想，她的生活回归正常了。

02

可恶的息肉，请你从哪里来，到哪里去吧

息肉形成的原因是什么？

最近无论是线下门诊，还是线上咨询，关于息肉的问题层出不穷。

无论男女老少，被息肉困扰的真不是少数。其实身体内的息肉，不仅仅在胃肠里，在肺部也经常有，但报告术语为肺结节。这说法让人内心一阵痉挛，心底冒出一串问号，莫非是癌的前兆？

小程今年36岁，在北京工作，事业小有成就，没有吸烟、饮酒等不良生活习惯，但在外打拼熬夜和加班在所难免。前不久他出现了胃脘刺痛的症状，来到我的门诊。经过和他仔细沟通，最终我建议他做个胃镜和肠镜检查。结果却把我们都吓了一跳：胃镜显示，有局部的小溃疡、糜烂、胆汁反流，还有息肉，而肠镜也显示有息肉。

小程有点蒙圈地反复问我："李大夫，这是咋回事，我这么年

轻，就有了息肉，是不是要变癌？这可怎么办呢？"

我再次仔细看了胃镜、肠镜报告和病理，告诉他："小程，这个息肉最近越来越多，不过不用太担心，这是一个良性的隆起型病变，目前这类疾病发病者越来越年轻化，但一般都不会癌变的。"

小程显然对我说的不是完全理解，于是我将息肉形成的原因给他详细地说明。

当前胃息肉主要有五大成因：

（1）幽门螺杆菌感染导致慢性胃炎。

（2）长期服用抑酸药物。

（3）胆汁反流。

（4）慢性萎缩性胃炎。

（5）其他遗传因素。

炎症刺激是罪魁祸首，幽门螺杆菌感染导致胃炎，上皮细胞过度增生，就会生成增生性息肉和腺瘤样息肉，所以根除幽门螺杆菌感染是治疗的重要策略；长期服用抑酸药物的患者，胃内处于低酸状态，会增加胃底腺息肉发病率；胆汁反流会导致炎症发生，破坏胃内的酸环境，产生息肉；慢性萎缩性胃炎，上皮增生异常，也会出现息肉；还有就是精神刺激内分泌，以及一定的遗传因素，导致息肉产生。

对于肠息肉来说，主要成因是炎症的长期刺激和遗传因素。当然也和吃一些腌制食物有关，还有就是经常性吸烟饮酒及不良情绪刺激。

当然这些都是息肉形成的西医原因，我觉得小程形成息肉的因素可能有幽门螺杆菌感染及胆汁反流，加上不良情绪刺激，包括心神不宁和长期的精神紧张和焦虑。

听了我的分析，小程若有所思地点点头。

如何判断息肉是否很严重？

很多中医对息肉的形成有自己的独特见解，他们认为息肉主要是气结和血瘀，也就是当一个人情志不遂，以及饮食不节，导致的身体气滞血瘀不化，最终会形成息肉。其实，治疗息肉最有效的方法就是切除。

小程听到自己的息肉有可能需要动手术，心里特别紧张。不过我很快给他吃了"定心丸"：

（1）息肉看大小。大于4mm的算得上相对较大，你确实有，但已经在做胃镜的时候切除了。其他的都比较小，成不了气候。

（2）息肉看形状。有山丘型和有蒂型，你是山丘型，不过是相对很平坦的，不是头大型那种，所以，也不用担心。

（3）看病理的情况。息肉分增生性、腺瘤样和炎症性的。你的胃息肉是炎症性的，属于不严重的。结肠息肉是腺瘤样，属于管状腺瘤。这个确实有一定的危险性，但是管状腺瘤是整个腺瘤样息肉中最常见、最轻的一种，癌变概率非常小。如果有绒毛状，危险性就比较高了。

（4）看你的症状。如果有便血和排便习惯改变，腹泻、便秘交替，那也能反映出一些病情。如果这些基本都没有，就证明一切良好、可控。

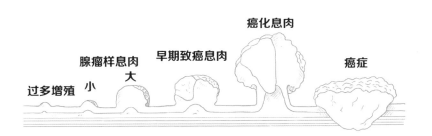

小程听我分析完毕终于松了一口气，我继续给他讲了一些需要注意的事项。尤其是他最关心的会不会癌变的问题。

息肉越大越危险，形状奇怪的更危险，加之如果息肉呈现腺瘤样，那危险概率又大一些。即使这样癌变的概率也没有想象得那么高，而且，通过切除可以抑制癌变。

"我的息肉切除了，那会不会复发，再长出来呢？"小程还是有些担心。

"你这个问题问得好，这个是有可能的。当然这和体质、饮食、劳累有关系。如果还是这样的生活状态，仍有可能长息肉。"

小程沉默了，我能够感受到他的内心一沉。

息肉的诊疗决策

对于大夫来说，不仅仅是治疗疾病，更多的是改变病人的生活状态，这样才能体现出医学的人文关怀，从根本上保障病人的健康。

根据小程的情况，我给了他一个诊疗决策：

（1）定期复查胃镜、肠镜，至少一年得复查1次。

（2）如果明年还有息肉，可以考虑内镜下手术，内镜下黏膜切除术（EMR）或者内镜下黏膜剥离术（ESD），这个手术非常管用，对于胃和肠道的癌前病变，都可以根治而痊愈。

（3）饮食上要少油腻、有营养，要"小清新"，不要"重口味"，深夜食堂和夜宵你要管住自己别去吃了。

（4）保持好心情，多讲笑话，笑话对消化好，哪怕是不那么高级的段子，也没关系，只要能会心一笑就好。

（5）不去应酬，给自己减压，谈生意，去球场打个球，肾上腺素一飙升，就更有可能拿下合同，比在酒桌上觥筹交错时尚得多。

如何防止切除息肉复发？

胃息肉和肠息肉都不是自限性疾病，它们一旦长了，就不会自己消失，吃啥都消失不了。如果息肉不够大，或者为了切除息肉后防止复发，咱们可以考虑服用汤药，以便健脾活血、理气化痰。

"甫寸防止息肉复发方"：

党参15g　　茯苓15g　　炒白术15g　　丹参15g

陈皮12g　　砂仁6g　　桃仁12g　　红花10g

柴胡12g　　法半夏6g　　黄芩10g　　赤芍15g

紫苏梗10g　　炙甘草6g

注意：

对于胃息肉，在"甫寸防止息肉复发方"的基础上，可加黄连
6g、厚朴10g。

对于肠道息肉，在"甫寸防止息肉复发方"的基础上，可加马
齿苋15g、仙鹤草15g。

方剂以疏解少阳枢机为主，益气活血理气，改善胃肠道的内
环境。

该处方1个月为1个疗程，可以根据具体情况服用2~3个
疗程。

小程看着我给他的方子，以及了解了交代他的事项后，跟我握
了握手，说："好的，李大夫，我按你说的做，定期复查。"

其实，大夫跟患者说的那些话对患者来说很重要，我总说，健
康是值得我们珍爱的。

什么是珍爱，珍爱就是付出时间和实践。只有达成医患共建，

投入时间和实践，健康才会相伴。

　　别跟我说没时间，你重视的事情，一定有时间。健康，不是我们最应该重视的事情吗？

03

白领一族，你的健康问题堪忧啊

道路千万条，安全第一条。

行车不规范，亲人两行泪。

电影《流浪地球》里这句北京市第三区交通委提醒您的话，红遍了大江南北，也风靡全世界。其实，在我的门诊，我也时常对患者这样说：

治病千万法，生活第一法。

熬夜又吸烟，亲人无言对。

一定要定期复查胃镜和病理

早晨，我刚走进诊室，排在一号的一个女生就走了进来，坐在我前面的凳子上，一套职业装，干净而整洁，就是有些面容憔悴。

我看了一眼电脑上的信息，进行确认："小刘，对吧？"

她"嗯"了一声，点点头。

我问："哪里不舒服？"

这句话似乎成了我的日常用语，而且是出现频次最多的一句话。我正在等着小刘述说自己的症状，结果她却说："我没有病！"

我再次面对小刘，用怀疑的眼神看着她，心想你没有病挂我的号？难道你是挂错号了？

小刘似乎从我的眼神中看出了我的怀疑，解释道："我在别的好几家医院检查过，很健康，就是觉得有点儿疲累而已！"

"疲累也许是身体其他地方出现病症引起的呢？"我看着小刘。

小刘没有理睬我，自顾自地说："我觉得是亚健康慢性疲劳综合征吧？总之，不是更年期，我还年轻，不能是这个病。"

我问："睡觉怎么样？"

"一般吧！经常熬夜玩手机，半夜总会醒来一两次，早晨上班的时候却起不了床，如此反反复复……"

"那你大便怎么样？"我再问。

"一般吧！好像正常，又好像不正常，反正就那样吧！"

"饮食怎么样？"

"一般吧！"

其实，小刘代表了大部分白领的状态，这可能就是当下很多办公室白领的通病。体检没啥情况，似乎一切都很健康，但是怎么也打不起精神来，总感觉很疲劳，而且面色也偏黄，总是在亚健康和健康之间徘徊。到底能否保持健康，就在追求健康的一念之间，也在于这个一念的执着与否。

我给小刘做一个全面检查，并且详细地将病症写出来，但是没有给开处方，而是给了一些调理的建议。

小刘看我密密麻麻写了好几页，便好奇地问道："医生，你写那么多，是不是我已经无药可救了呢？"

我没有直接回答，而是将我所要告诉小刘的都打印出来给她看。

三条建议：

第一，缓解当前病痛最关键，但这不是长久之计。

当我们被病痛折磨的时候，最要紧的是缓解当下的疼痛。比如胃痛就吃治疗胃痛的药物，便秘就吃治疗便秘的药物。虽然这样能够解决当下的问题，但未必能解决长远的问题，也就是未必能够治未病，这也不是我们一生所追求的。再说能够解决当下病痛的药物，往往会影响从根本上治疗疾病。比如身体某个部位疼痛难忍，我们吃了止痛药，可是止痛药会隐瞒我们生病的真正原因，完全有可能贻误治疗。我想这个道理大家很清楚。

第二，从病因中找到治未病的办法。

一个人不会平白无故地生病，生病都是有一定原因的。有的人是外界的原因，比如天气变化，他人传染；有的是内因，自己不懂得规律生活，经常熬夜、酗酒等。当然也有一部分的疾病是家族遗传的。所以，我们要经常进行体检，找到生病的原因，这样不仅可以有针对性地治疗疾病，更有可能预知未来可能出现的疾病，从而进行"围追堵截"，将一些疾病控制在萌芽状态。比如，有的人肝不好，长此以往，就有可能得肝癌，那么从现在开始就得戒烟戒酒。

第三，建立医患联盟，才能高效治疗。

吃药是一时的，建立良好的健康秩序才是最重要的。这也是之前我说的，医患共建联盟，叙事医学治疗的道理。只有这样才能更加高效地治疗。

规律的生活不可缺少锻炼

当我询问小刘，是不是每天起床之后匆匆忙忙就上班去了，很多时候不吃早餐，即便吃早餐也是乱七八糟塞在嘴里，甚至连是什么味道的都没有尝出来？小刘点点头承认我说得对。我接着问小刘，是不是很少进行身体锻炼呢？小刘也说是的。

其实，我们每个人每周至少应该进行3次、每次时长为45分钟的身体锻炼。只有经常锻炼，才能促进新陈代谢，才能有健康的体魄，吃饭的时候才有胃口。如果一个人消化不良，或者便秘，完全可以不用吃药，通过锻炼身体就能解决问题。

当我这样说的时候，小刘赶紧反驳说，自己没有时间，每天朝九晚五地上班，下班之后，还得哄孩子，有时候还得在孩子睡着之后起床继续干白天没有干完的工作："我已经累得筋疲力尽了，哪里有时间进行锻炼呢？"

看似小刘说得有道理，当然不仅包括小刘，很多到我这里就诊的患者朋友，当我建议多增加身体锻炼的时候，都会理直气壮地告诉我他自己没有时间。真的没有时间吗？其实不是，那些说自己没有时间锻炼的人，其实有两个主要的原因：一个是不够重视，就是没有将锻炼身体看作是多么重要的事情；二是懒，懒得动弹，懒得锻炼。这样的你身体不生病才怪呢！

所以说，忙碌绝对不是不锻炼身体的理由，只要你真正为自己的身体着想，随时都有时间，随时都能锻炼。

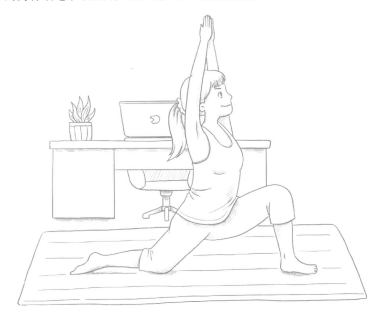

也许这不是某一个患者的错，现在社会节奏加快，大家热衷于快餐文化，很多人不愿意花费更多的时间和精力去思考，而是奉行拿来主义，觉得这样比较省事，结果往往迷失了自己，自己成了别

人，而没有让自己成为自己。当有一天找不到真正的自己的时候，变得着急、迷茫、焦虑……如此反复，没有病也有了病，小病也会变成大病。

我所倡导的健康理念首先是："良好的心态、适当的运动是治疗一切疾病的首选良药！"所以，对于大部分患者，尤其是胃肠不适、胃肠动力不足导致的便秘、消化不良等症状的患者，我都告诉他们，药物只占40%的作用，首要是运动。我还仔细为他们讲述运动的方法和强度，告诉他们选择喜欢的运动，每周3次，每次至少45分钟，锻炼一定要达到出汗的状态。

小刘听我这样说，尴尬笑笑说："别人不知道是不是有时间进行锻炼身体，我觉得我不是懒，而是真的没有时间，我除了工作之外，其余的时间都被家庭、孩子、老公占据了。根本没有属于自己的时间，就更别提锻炼了。"

但我依然坚定地说："还是太懒了，比你忙百倍、千倍的人多的是。"

为自己没时间找理由，核心的一点就是对健康的认识不够。当你认识不到健康的重要性，你总能够找到不去锻炼身体的理由。当你认识到健康的重要性，即使遇到天大的困难，也照样能去锻炼身体。我作为医生也很忙，加班和值夜班是家常便饭，我也上有老下有小，他们也需要我照顾，但是我每周依然坚持锻炼身体，风雨无阻。因为我认识到健康对我来说是多么重要，没有我的健康，我家里的"顶梁柱"就可能塌下来了，所以我必须锻炼身体，让我的身体健健康康。

小刘似乎听明白了，默默点点头。

忙中偷闲也要喝点工夫茶

无论多忙，也要给自己的心情放个假。这个放假，就是让自己从忙碌中抽出身来，让纷繁复杂的内心能够慢下来，静下来。

我们经常听到一句话大概意思是这样的，我们总是匆匆忙忙赶路，而忘记了我们出发的真正目的。让自己内心静下来，我们才能找到真正的自己，找到自己出发的初心。

我们可以安安静静阅读一本书，画一幅画，做一套瑜伽，也可以泡一杯工夫茶……

现在很多白领，就像小刘这样的人，整天工作在办公室，时间有限，空间有限，我们要想办法将这些有限变为无限。为此，我还专门创造了几个在办公室锻炼身体的动作，这些动作对上班族缓解肠胃不适有良好的效果。如果你的确很懒，那么不妨在上班的时候泡一杯养胃清肠的养生药茶，这种茶可以帮助你健脾养胃、理气养阴。

"甫寸工夫茶"：

西洋参15g　　枸杞子12g　　陈皮10g

桔梗10g　　楮实子10g　　麦冬12g

加冰糖适量，代茶饮，1天1壶当水喝。

其中西洋参是益气养阴的君药，是工夫饮的领导，是"医院院长"；枸杞子配合西洋参可以养血、滋阴、益气，相当于"党委书记"，有非常重要的职责；陈皮、桔梗和麦冬都是医院的"中层领导"，尤其是陈皮，作为"院办主任"，起到沟通协调领导和中层的作用；而冰糖和水是要围绕在药物之间的，也是主力，但是要在领导和中层的调配下，发挥作用。大家一起努力，热气腾腾，正好可以让办公室的工作人员，补充体力，促进他们的胃肠运动和新陈代谢，完成机体的自我更新。

当然，工夫茶还有备选延伸方案：

（1）如果容易上火感冒，在工夫茶的基础上，再加菊花12g、金银花12g，具有清热降火的功效。

（2）如果自己身体总感觉到疲劳，而且偏寒怕冷，就在工夫茶的基础上，再加入炙黄芪15g、生姜3片，可以起到益气温阳散寒的功效。

（3）在月经期及前后，如果有痛经症状，那么在工夫茶的基础上，不妨加入红花10g、大枣3枚，可以起到活血暖宫的作用。

（4）如果容易便秘，那么在工夫茶的基础上，加入决明子12g、牛蒡子10g，可以起到润肠通便的功效。

（5）如果容易着急生气，那么工夫茶之中还可以加入苏梗10g、百合15g，起到疏肝解郁的效果。

（6）如果是爱美的女性，自己脸色较差，在工夫茶中可以加入代代花12g、玫瑰花12g，起到养血美颜的功效。

以上6种备选延伸方案，可以在工夫饮的基础上，进行针对性的加减变化。

从现在开始，按照我们的健议，动起来，并且把工夫茶泡起来，共同达到健康的状态。

04

每个人都值得拥有的亚健康调理策略

健康意识才是保养的最佳秘籍

一个充满正能量的人给别人的感觉就是不一样，看到就觉得他很帅，充满活力，即便年纪有些大，但在他身上看不到岁月的痕迹。

我们不得不面对现实问题。随着现代社会的发展，每个人都能感觉到一种莫名的压迫感。有时我从梦中醒来，全身湿透。不光是我，很多人都有过这种经历。因为交通及信息的便捷，让很远的地方都触手可及。即便是发生在地球另外一个地方的事情，我们片刻就知道了。信息的庞杂，有好有坏，进一步影响着我们的情绪。

我时常自问，古人的"恬淡虚无，真气从之"是怎样做到的呢？

因为古代环境闭塞、消息少，古人才能够安静下来？还是由于他们控制力好，使得内心平和？或者是因为他们的环境无污染，饮食更健康，拥有更完美的身体和心灵？

我想，如果消除认知，把知道的不好的事情忘掉或者清除，这个恐怕做不到，但是模仿古人的饮食习惯、起居方式还是有可能的。

前几天和老同学相聚，我们聊起了当前人们的亚健康问题。

其实，随着健康意识的增强，什么都会定期体检，这是一个健康的保证，而且非常重要。进行体检的人越来越多，可见大家已经意识到体检是预防疾病的重要手段。

美国的名言说，一盎司（1oz ≈ 28.35g）的预防大于一磅（1b ≈ 453.59g）的治疗。

中国的名言说，治未病，未病先防，既病防变。

尽管如此，还是有一部分人对体检的重视程度不够。试想一下，如果你生病了，治疗费用几千甚至几万，那不得不掏钱去买自己的健康。如果没生病之前，你体检一下，和医生聊一聊，按照医生的策略进行预防疾病，也许几百块就控制住了疾病。有几个人真正算过这笔账呢？

无形的东西，总是让人觉得不靠谱，其实这里面蕴含着巨大的价值。

医生不太爱说话，因为每天说话太多太累，要分析患者的情况，给患者做出诊疗的建议。这个过程看似很简单，其实需要多年的经验，还需要针对患者具体问题进行具体分析，找到最佳的治疗方案。

所以，作为医生，真的很累，但是为了患者的健康，我们不得不迎难而上。

怎么才能让我们变得更健康？

我很少参加同学聚会，聚会上听到最多的，已经不再是谁谁生了什么病，而是同学们充满疑惑地询问我，自己体检明明各项检查都是正常的，却总感觉自己不是很健康。这是怎么回事？

小清说："我体检没有什么病，但是为啥总觉得脸上皮肤有一层油，而且脸黄黄的很难看。"

小王说："每天回家都累得不得了，啥都不想干，山珍海味放在眼前也没有什么胃口。"

小张说："总觉得腹胀，全身不舒服，疲劳得不得了，来大姨妈也不准。体检却说我一切正常，你说奇怪不？"

听着这些吐槽，之前的学习委员小杨说："我们的状态应该属于亚健康，亚健康将来就会变成不健康，我们要调整好心态，多锻炼自己的身体。"

他们七嘴八舌地讨论着身体的不适，然后一齐看着我，那架势，就是要我给他们一个解决的方案。

我觉得很多疾病都是自身造成的，所以在推荐治疗方法的时候，我都是从患者自身的角度找原因。这次同学聚会也不例外，我只给他们三条建议：

第一，学会感恩，修炼积极心态。

首先就应该学会感恩，感恩阳光和空气，感恩生命中遇到的每

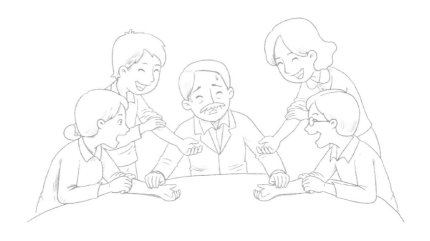

一个人，微笑面对生活，不要抱怨，让自己的内心充满激情和正能量。当拥有这种心态的时候，我们的情绪就会好，心情就会好，免疫力就增强了，疾病还会找上门吗？

第二，平时一定要运动，这点很关键。

之前和小杨私下有过交流，他确实在坚持不懈地进行身体锻炼。越来越良好的体检报告，让小杨意识到了锻炼对身体的重要性，便有了上面的认识和劝诫。当然，运动不是盲目的，要有计划，还得坚持。

具体有这些方法：

1.立刻买一根跳绳带在身上，或者放在单位，每天给自己5分钟的运动时间。总是推脱说没空的人，现在就要鞭策自己。

2.走路或者骑车上下班，如果离单位很远，可以提前几站下地铁，再骑车或者走路去单位或者回家。养成多走路、多运动的良好习惯。

3.减少饮料的摄入，尤其是含糖饮料，以及调料的摄入要适当，这是对运动效果的保证。

第三，审视自己的食谱，以及饮食习惯。

我们每天都在摄入食物和水分，食物的成分和水一定会对身体产生影响。当然饮食的基本原则就是"皇帝早餐，富人午餐，乞丐晚餐"，对于吃饭时间，以及吃饭方式都要有具体规定，不能想吃就吃，想吃啥就吃啥。

同学聚会变成了诊疗加班会

作为医生，我其实不太喜欢同学聚会。一是工作真的太累了，二是往往吃不了几口饭菜，就不得不放下筷子给同学们望闻问切，给诊疗建议。

你看，这不……

针对小清的"皮肤有油""皮肤黄黄的"……

我告诉她："小清，你的湿困很严重，这可能是和你平时吃饭口味重有关，而且和摄入的调料多，以及脾虚不运化也有关，我给你的方案是在前面这三点的基础上，进行一个食疗的调整。"

针对小王反馈的"很累""没有胃口"……

我告诉他："你的主要问题是气虚，尤其是脾气虚，也需要按照前面的三点来做，在该基础上，我给你配置一个黄芪蒸鸡。"

小张说自己"腹胀""浑身不舒服""疲劳""大姨妈也不准"……

我给她的建议是："你的问题在于气滞血瘀，还是要调养心情和运动，除此之外，我给你开一个食疗方。"

所有的食疗方，我建议1周1~3次，不要吃太多次，但也需要保证一定的量，根据严重的程度及体质，可以先每周3次，1个月为1个疗程，便会有良好的效果。

05

抱怨越多，肠胃病越爱加塞

无处安放的心在云端

飞行在万里高空的时候，可以有一个相对独立的思考时间，没有了微博、微信，以及电话短信的"接踵摩肩"，生活一下子简单起来了。和以往相比，现在的世界变得很丰富、很精彩，也很无奈。虽然互联网加强了人与人之间的联系，但人也似乎被众多的绳子牵绊和捆绑着，只是有的长，有的短，不一定什么时候就会被其中的一条绳子绊倒。

而在飞机上，这些都一下子消失了，我可以静下心来阅读和创作，在万里云端尽情地释放自己。

从北京飞往温哥华需要11个小时，很多人除了吃饭、上厕所、看电影，就是打盹和聊天。我不经意地敲击着键盘，梳理着云端的纠结和思考。

很多人总觉得心里空落落的，其实就是心无处安放。我们很多人不知道自己要什么，究竟想过怎样的生活。

邻座的大姐已经在国外定居，言语之间，显示出内心的失落。生活上悠闲、富足，却似乎有一个无处安放的灵魂，总是让她喋喋不休地讲起过去的生活，以及来国外以后别人的精彩和别人的惨状。

这也是我在门诊中时常遇到的情景，一些女性患者不断地埋怨说，儿子老惹她生气，老公不听她的安排，老人也不省心。你看看人家邻居某某，我们怎么就不能像他们那样，过上好日子呢？

我为她们感到悲哀，如同《美国丽人》中，男主角明明有可爱的女儿，有贤惠的妻子，为什么还在抱怨？难道没有发现身边的美好吗？

那天，我在门诊对那位抱怨的患者是这么说的："你说儿子不好，老公不好，谁都不好，有没有考虑过，您对他们好不好？有没有从自己身上找找原因。快乐来源于哪里，有三个层次：最低的层次就是竞争式的，总拿别人来比，看到别人的精彩生活要把他们比下去，这样的快乐是一种强加的低层次的快乐，为什么不为自己活一把呢？"

那天在飞机上，我对旁边的大姐也这样说："满足自己的内心，才是真实的快乐。你说别人生活得惨，不如你，我觉得人家比你生活得好，人家每天一家三口其乐融融，是为自己而活，不是和别人攀比。"

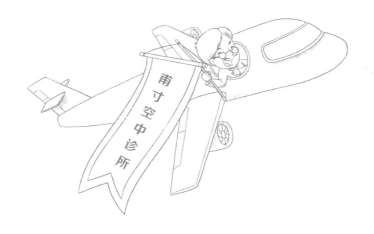

当得知我是医生之后，邻座的大姐立刻转变话题，咨询她的慢性胃炎和纷繁复杂的症状，为什么吃了很多药都没好，怎么办？这也相当于是万米高空的"甫寸门诊"了。同样，在门诊来找我看的那位患者朋友，也是反流性食管炎。这些疾病可以兵来将挡，水来土掩。可是，作为深度思考者，我们发现了这些疾病深层次的内涵，从而找到了发病的根本原因。

慢性浅表性胃炎，病理充其量有一个炎症性的改变，查什么都是阴性，可自己难受得不得了，吃了很多药，反反复复，这是临床中常见的现象。

我为啥对这个病症很熟悉？因为，俺娘就是这样的患者。说实在的，我这个医生对自己娘的问题非常重视，开了很多药，却收效甚微，这里面有很多的原因，首当其冲的就是这个"无处安放的心，很难把它安放好。"俺娘为了家庭及儿女们操了一辈子的心，到了该享福的年龄，却一下子失落了，不知道该干啥了。

好容易经过艰苦奋斗到国外的大姐及门诊遇到的大妈，她们都没有认真考虑，自己想要什么样的生活，都是为了别人而活。无处安放的心在云端，暂时把这样的症状命名为"云端综合征"吧。

消化系统神经官能症的治疗

如果继续深挖"云端综合征"背后深层次的原因，则来自传统理念的束缚。我们很多人觉得自己心累，就是没有真正为自己活而导致的，我们为了子女活，为了工作活，唯独没有真正为自己活。其实，人这一辈子很短，要做一些自己想做的事情，不要后悔。应该改变一些生活理念，出去旅游，去一些自己想去的地方，不要把心都放在子女身上。

在门诊治疗中，我要根据不同情况，表达相应态度。如果是逐渐熟悉起来的患者，我有时候会"当头棒喝"，甚至骂他们：谁让你不为自己考虑？然后，再温言劝他们多在乎一些自己，想象一下自己想要什么，要遵从内心，而不是盲目攀比。

"云端综合征"的常见患者为中年女性，但不仅限于该人群，主要特征是：各种理化检查及体检均无异常，或者少许病变，但也有的患者症状多得怕人。"云端综合征"的根本病因在于"无处安放的内心"。

"云端综合征"症状在我的门诊见到的有：消化不良、口疮、胃食管反流病、慢性胃炎、肠易激综合征等。

那么，针对"云端综合征"应该采取什么样的治疗策略呢?

（1）审时度势抚慰心灵，没有固定的方法，需要深入内心。具体方法是：第一个读书，看像《小妇人》《简·爱》这样的温情治愈、贴近生活的书籍，放下心中的执念；第二个多思考别人的优点，看到人家好的方面；第三个晒太阳，多在阳光下行走，一方面可以温补阳气，另一方面可以潜移默化地让自己高兴起来。

（2）上述的神经官能症主要症状表现为急躁易怒、消化不良、大便偏稀、睡眠差、口渴、怕冷、思虑多等。最有效的办法就是采用"甫寸静心养胃方"。

"甫寸静心养胃方"：

柴胡15g	白芍15g	枳壳10g	桂枝10g
炒白术15g	茯苓15g	党参15g	厚朴10g
百合15g	乌药10g	陈皮10g	炙甘草6g
石斛10g	麦冬10g	乌梅10g	

用张仲景的四逆散打底，百合乌药汤行下焦气滞，疏解少阳枢机为主，打开门，再促进理气，这样可以更好地把身体状态调整

好，从身心两个方面解决这个问题。

其实，对于身体，云端是一个美好的旅程，但灵魂可不能经常飘浮，需要安放在内心。身心合一的治疗是最佳的方案，同样也是恢复健康的密钥。

Chapter 3

靓丽的外表，你难道不想拥有吗？

第三章

01

独立思考？ NO！便便已经掌控你的思想

大便是怎样左右你的思想的？

你的大便决定你的思想。

这话一点都不夸张，这是科学界关于肠道微生物研究的结论。

其实，关于脑肠的研究结论，更多的是，肠是第二个大脑，而脑是第二个大肠。

心情和胃肠相互影响。这一点无论中医还是西医，都有深刻的研究和实践。

一个每天正常排便的人，有一天大便没有排干净，是不是内心会有点抓狂？而大便排出通畅，则神清气爽，一天心情都很好。这说明你的大便调控了你的心情。

我先问大家一个问题：知道什么是"茶色的宝石"吗？

其实，"茶色的宝石"就是正常颜色的大便，也可以称之为你的"宝石"。因为大便可以反映很多人体健康问题。

当前的动物实验和医学研究表明，大脑和大肠有着千丝万缕的联系。

这并不突然，早就有很多的征象暗示了这一切，肠易激综合征就是其中的一个。脑促使胃肠的蠕动变快或者变慢，引起腹泻或者便秘，而胃肠的运动及肠道的菌群，也会促使帕金森及阿尔茨海默病等脑部疾患的发作。而且越来越多的疾病，被发现都和肠道菌群相关。

这让我想起了交感神经和副交感神经的阴阳关系。其实，在身体内，神经系统之间的关系比社会的关系复杂得多。这就像牛郎和织女，他们之间的距离很远，可是，他们的感情从来不变，不然就不会每年都想见面了。

大脑和大肠，尽管在身体中相互离得很远，可是，它们的"心"和彼此的爱恋，从来都是通过迷走神经光速般地传导到对方身边的。我们虽然看不到，但它们却璀璨千年。

从中医的五行上讲，木克土，火生土，心火和脾土有着母子相生的关系。现在，我们用最新发现的理论，证实了千年以前古人的假说，原来，它们真的在一起。

胃肠是第二大脑，大脑是第二胃肠

70% 的消化疾病都和人们的思虑相关，这也是叙事医学、医学人文必须关注的地方。简单来说，有很多时候，如果大便没有如约

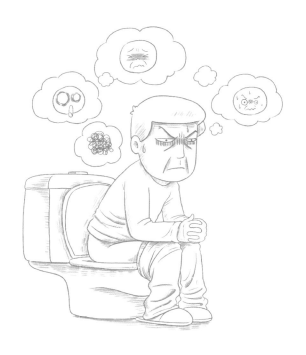

而至，就会有莫名的懊恼，这就是脑肠相互影响的体现。

也可以说，肠道消化不良是一种心病。

我的患者张某经常被消化不良所困扰，之前在其他医院进行过治疗，可最终的效果并不理想。他到我这里之后，经过详细的检查，我发现他的确存在消化不良的情况。引起消化不良的因素很多，他的消化不良不是其他疾病引起的。凭着我的经验，我认定引起他的消化不良的最关键的因素是精神因素。其中，精神紧张、焦虑、抑郁，甚至恐惧成为引起他消化不良的主因。

当我将原因分析给张某听的时候，他有些不相信。在他看来，精神或者情绪因素怎么可能导致自己消化不良呢？他百思不得其解。

其实道理很浅显。我们人体所有的生理活动都是在神经支配之下完成的，那么，作为身体不可分割的一部分的肠胃自然也不例外。支配着我们肠胃的主要是交感神经和副交感神经。它们两者相互配合，又相互压制，实现平衡才能使肠道畅通，否则可能导致肠胃出现问题。副交感神经的主要作用是促进消化液的分泌，进而促进肠胃运动，而交感神经的主要作用却是抑制肠道运动，而且在这个过程中容易产生兴奋，它越兴奋对肠道的运动和分泌的抑制就越厉害，时间长了就容易导致肠胃消化不良。

具体该怎么治疗呢？

这种由精神或情绪因素导致的消化不良叫作功能性消化不良。一般来说，对于功能性消化不良，没必要太担心。年轻人，出去玩一玩，放松心情，有可能自己就好了。千万不要把本来很轻的疾病想得很重，这样顾虑重重，不但病好不了，反而会使疾病加重。

大便偏稀更多是因为脾虚

叙事医学是有物质基础的。

我们每天的生活和语言交流，就是治疗我们的疾病、保持健康的根本。

保护自己的大肠、保护自己的大脑、每天得到珍贵的"茶色的宝石",我们就可以拥有自由的思想和快乐的情绪。

门诊中,关于大便常见的问题主要是大便偏稀、偏溏,没有像香蕉一样成形,而是像烂泥,怎么办?

就像我的患者朋友林某,他最困惑的就是大便偏稀,一天1~3次也算正常,但就是大便不成形。为了排除器质性疾病的可能,我让他约了肠镜,检查结果基本正常。这只能算是一个功能性腹泻吗?也不能这样定义,应该是一个功能性便溏。

大便为啥偏稀?从西医角度来看,其实是肠道菌群的失调,从中医角度来看,应该是脾虚,尤其是脾阳虚。

说到脾虚,就回到了全民脾虚的尴尬。针对脾虚,具体要看严重程度,就是症状的发作次数。其实有一两次大便偏稀,说明不了什么问题,莫要担心。超过一个星期,就可以考虑进行干预了。

当然,如果是大便味道重,就另当别论了,有可能是脾胃湿热,以及中医中所说的"热结旁流",不是身体有寒,而是胃肠湿热、有感染,有脏东西在胃肠道里了。这时候的腹泻,是身体启动了自我保护机制,祛邪外出。

腹泻大部分是脾阳虚,也有少部分是湿热,这主要看大便味道重不重。

怎么调理才能使大便正常？

要想让自己的大便正常，不妨先从解决"脾阳虚腹泻"这个问题开始：

第一步，从饮食中找原因。

为什么大便不成形？一定和吃的相关，往往是吃得油腻，调料多，喜欢重口味，久而久之，肠道就被惯坏了。那么解决方案就是，口味要小清新，不能重口味，改变饮食结构。

如果按照第一步做了，还没有明显的效果，那么再执行第二步。

第二步，保持锻炼出汗。

在饮食调控的基础上，锻炼、出汗、进行自身调整。每周运动3次，每次出汗45分钟以上。坚持才是胜利。

经过前两步，大部分大便问题都是可以解决的。如果还没有解决，就需要第三步药物治疗了。

第三步，药物治疗，实现健脾固肠。

"甫寸健脾固肠方"：

党参15g	茯苓15g	陈皮10g	炒白术15g
白扁豆10g	山药10g	车前子15g	砂仁6g
炒薏苡仁15g	桔梗10g	干姜6g	莲子肉10g
紫苏梗10g	炙甘草10g		

中医汤剂常规煎药方法服用或者颗粒剂服用，2周一个疗程，共2个疗程。

　　这个方剂是从经典的参苓白术散化裁而来，其中的四君子汤和理中丸为脾胃益气温阳的最核心力量，是针对脾胃虚寒、阳虚的君药；车前子，利小便以实大便，目的是把水分和湿气从小便中排走，减少大便的水分；砂仁就像是吹风机，能吹干肠道里的水汽，关键是砂仁吹的是热风，能够温暖脾胃，促进益生菌发挥作用，进而让大便正常起来。其他如桔梗等药物，就是为了促进胃动力，只有动力充足，脾胃才能运转自如，让我们更好地保持健康。

　　如果经过了这三步还不好，还有粪菌移植的治疗方法，就是把正常人的粪便，移植到你的肠道中，进行环境重建。不到万不得已，还是不进行外源性的粪菌移植为好。

　　总之，正常地排出"茶色的宝石"，是一件非常重要的事情。

02

你的便便会告诉你，
你的健康问题出在哪里

　　消化科大夫经常被人送以"人体管道工"的绰号。"人体管道工"最重要的就是保证从口腔到肛门这条管道的通畅，并且让各个部位各司其职。而大便作为最终产物，汇聚了胃、肠道的很多反馈，是一种不用侵入就可观察，并以此来判断消化状态的最佳方法。

　　无论中医西医，他们都会通过大便形态判断人的健康状态。被奉为经典的"罗马标准"就详细介绍了大便的各种形态，用于标准的辨别；中医被奉为圭臬的《伤寒论》，在整个《辨阳明病脉证并治第八》篇中，都是在围绕着大便的状态进行辨证论治。

　　对于我们来说，大便的情况就是医患之间最容易沟通的问题，看得到，容易得。

　　其实，人类对于大便的探索，没有停息过脚步，对肠道菌群，也做过很多的研究。

"大夫，我的大便有血……"

"这有多长时间了，出现了多少次？"

对于大便的情况，患者小美羞于启齿，面对我穷追不舍的询问，涨红了脸。我只好减慢速度。

"我就看到过一次，之后都没怎么看过就冲走了。"

"哦，你没有养成每天如厕后观看大便的好习惯。"

"这还是个好习惯？"

"当然啦，这是多么重要的一件事呀！"

回头看大便，到底看什么？

那么，我们回头看大便，到底看大便的什么呢？

主要看这三个方面，简称"三看"。尤其大便出血更应该懂得这"三看"。

一看，看颜色。看是鲜红色，还是柏油样紫红等颜色。这主要来判断出血的位置。如果大便是鲜红色，则出血部位距离肛门较近，以下消化道出血为主；而大便颜色越黑，则出血处距离肛门越远，也就越可能是上消化道出血。这是因为，经过消化道的消化吸收作用，大便会逐渐变色。

二看，看便纸。血是大便上，还是在便纸上？这个主要判断是肠道出血，还是肛周肛裂、痔疮的出血。如果仅仅是便纸上有血，而大便没有，很可能就是这两天大便干燥引起的痔疮出血。如果

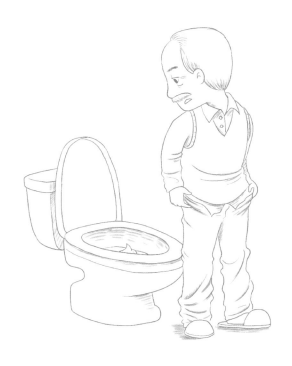

血出现在大便上，也有可能是血量多滴下去的。如果血裹在大便里面，那很可能就是肠道的问题了，如肠道炎症、溃疡性结肠炎，甚至肠道肿瘤等。

三看，看化验。用便常规报告来判断颜色黑的大便是否真的有出血，主要是看潜血的地方是否有加号，判断远端是否出血，就是上消化道有没有出血。

这就是"三看"，这三种情况说明如厕后回头或者低头看一下大便的重要性，它可以帮助你及时掌握身体的病变情况。

大便出血，到底是哪里出现了问题？

判断大便出血问题最重要的方法，一个是直肠指诊，另一个就是肠镜。

根据年龄、病程、饮食结构及吸烟饮酒的状况，我们可以决定是否能通过肠镜来评估身体状况。

如果45周岁以上，反复出现大便有血，频率是每周3次，吸烟、饮酒15年，每天吸烟20支，戒烟半年后又再次吸烟等，就推荐做肠镜。

如果26岁左右，只出现了2次便纸上有血，没有家族史，可以考虑休息、改变饮食结构后，继续观察。

至于怎么判断，这需要你的医生评估后决定。就像你要买房，都没现场看过，就是听说，恐怕没法决定。网上只能告诉你，这个很重要，有一个初步的判断，没有办法针对你的情况进行决策。

以前日本有一种被大家熟知的，可以冲洗肛门的马桶，令我十分惊叹。不过现在哪里都有卖的了，而且国内产品的质量也很赞。

医生建议有痔疮出血倾向的患者可以考虑使用湿纸巾作为便纸。相较于用湿纸巾，对于有痔疮出血倾向的患者，更好的方式是排便后用水冲洗肛门，因为用水冲洗肛门没有挤压和摩擦，更干净，更卫生，还舒适。

人体的每个器官都很重要，没有尊卑贵贱之分，它们默默发挥着各自功能，我们也要爱护它们，感恩它们。有肛门疾患问题的朋友，可以选择有冲洗功能的马桶。

消化科医生箴言：

如厕着急莫慌张，便后回头细思量。

排便出血分情况，中西合作有良方。

大便出血及痔疮调理办法

如何应对大便出血，甫寸门诊的建议如下：

（1）明确诊断，究竟是临时出血还是长期出血，有没有可能是痔疮出血。

（2）如果是临时的痔疮出血，可以考虑用能够冲洗肛门的冲水马桶，或者是湿纸巾，减少干燥的擦拭；也可以去肛肠科进行评估，看是否需要手术治疗。对于痔疮的治疗，医生通常不治疗没有症状的体征，也不治疗没有体征的症状。就是说，出血了，检查一看，痔核不大，可以不用手术治疗。如果经过检查，痔核比较大，但是没有出血这个症状，也可以不治疗，因为保养好更重要。

（3）保养先要从饮食上多注意。如果为了享受美食不管不顾，口味重，烟酒随便招呼，那样谁也拯救不了你的肛门。饮食要清淡，不能重口味。

（4）对于远端出血，如便秘、消化性溃疡，以及溃疡性结肠炎等引起的出血，应主要治疗原发性疾病。

（5）如果是单纯痔疮出血，或者伴有便秘，不需要手术治疗，这样的大便出血，甫寸医生给大家推荐口服和外用的方剂使用便可。

甫寸痔疮方（口服方）：

蒲公英15g	玄参15g	金银花15g	陈皮10g
生白术30g	枳实12g	槐花12g	地榆15g
厚朴10g	马齿苋15g	紫苏梗10g	地黄15g
麦冬12g	太子参15g	白芍15g	炙甘草10g

方剂中的蒲公英、金银花，清热解毒；玄参、地黄、地榆、槐花具有凉血、止血的作用；生白术健脾润肠通便；太子参、麦冬健脾养阴，这几味药共同为肛门区域降火增水，能起到止血和恢复的作用。

甫寸痔疮方（外用方）：

蒲公英30g	玄参30g	金银花30g	陈皮20g
生白术60g	枳实24g	槐花24g	地榆30g
厚朴20g	马齿苋30g	紫苏梗20g	地黄30g
麦冬24g	太子参30g	白芍30g	炙甘草20g

注意：口服方剂量翻倍可作为外用方。

煎汤外洗，坐浴。加入更多的水，大锅煎药后，温度保持在40℃~42℃，整个屁股坐进去，进行熏洗。每天1次，1周是1个疗程。该方法对于局部血液运行、炎症消除、收敛止血具有重要的作用。

按照以上步骤执行，有助于消除难言之隐。

03

瘦子和胖子的烦恼有何不同

瘦子和胖子的烦恼

世上的郁闷不过如此。

朋友圈中，有人说"我喝凉水都长肉"，而有人说"我怎么吃都不胖"，彼此都认为对方是在炫耀。其实，彼此内心的伤痛只有自己知道。

姜某是我的老朋友，我们在临床科研方面合作颇深。姜老弟作为一家企业的副总，应酬在所难免，所以，他尽管年龄比我小，肚子却比我大很多。每次见到他，我都调侃："姜老弟，你的存货不少呀！看样子，足足有6个月啦！"

姜老弟总是给我一拳说："老兄，你是消化科大夫，你看我这个肚子，这么大，我真的吃得不多呀，人家说，喝凉水都长肉，这是实话，我就是这样。你得帮我想想办法啊！"

我跟他说："你这是脾虚！"

姜老弟惊讶道："啊，我这么胖还脾虚？不会吧？"

"怎么不会？脾虚不仅不会变瘦，还会变胖，就像现代医学说的，有一种胖，叫作营养不良。"

他满脸惊愕！

坐在我的诊室里的红某，却怎么都长不胖，以至于陪她来的闺蜜都接受不了这个事实。

"大夫，我怎么都不胖，胃镜也做了，啥事没有，你说，这是咋回事儿呢？"红某很苦恼。

我说："我看你应该是脾虚。"

确实，这个是脾虚，准确地讲，我们称之为"胃强脾弱"。胃主收纳，脾主吸收消化，就是说胃很强，但是吸收比较差，"酒肉穿肠过"，啥都没留下。

红某点点头，便问："那我该怎么办呢？"

姜某和红某一胖一瘦，但归根到底都是同一个病因——脾虚。为啥胖了瘦了都是脾虚？

这就是人体的奇妙之处。

其实匀称的身体反映的是健康的状态，饮食平衡才能有健康匀称的身体。

可以说，我们的身体是吃出来的，你每天吃得什么样，日积月累你的身体就表现出什么样子。

胖和瘦往往是阴阳失衡、营养不均导致的。比如说，吃肉太多，尤其是红烧肉和烧烤等，导致有内热，胃热则消谷善饥，瘦人多火，会越来越喜欢吃肉，但是越来越瘦。

而有的人天天吃素，坚持运动也没见瘦，可能的原因就是：面食吃得太多，或者是饭菜油太大。

大家以为吃素就是健康，就会瘦，但有的人就吃蔬菜沙拉，还是瘦不下来，因为有一些细节需要考虑：吃菜放多少油？你知道沙拉的热量有多高，吃蔬菜的时候蘸了多少沙拉酱吗？

也有可能是体质的原因，有的人天然分泌瘦素太多，或者瘦素太少。这是基因的问题，谁也控制不了，后天虽有影响，但是效果甚微。

减肥与增肥双向调节法

分析了原因，如何解决姜某和红某的问题呢？

我给出了"约法五章"的调理方案——"甫寸减肥增肥双向调节约定书"。

第一，两人问题的核心都是脾虚。脾虚怎么应对最佳？运动出汗。

既然脾虚的影响是双向的，那么我们需要能够双向调节的方式。运动调节就是双向的，增加运动会让气机流畅，促进胃肠蠕动，促进新陈代谢，让身体在合理的范畴内，补充营养，代谢废物。

虽然肥胖和偏瘦都是脾虚导致的，都需要运动，但是运动的细节不同，肥胖者最好餐后2个小时后运动，运动后补充水分但不进食；偏瘦者建议运动后1小时进食，也不能胡吃海塞，正常饮食即可。吃饭的时间固定，晚餐晚上6~7点为宜，所以胖人晚上8~9点锻炼，或者上午7~8点吃早餐，9~10点运动。可能有人要问了："李大夫，那时候我正在上班啊！"所以我给你2个时间段的选择。你要是天天加班到八九点，那就可以在上班期间做3件事：

1.用小杯子喝水，自己去打水，起来活动。

2.定个闹钟，养成做工间操的习惯，每次做15分钟，可以做平板支撑，或者跳绳、瑜伽等。

3.骑车上下班。大家可以跟我学习，骑车上下班，上下楼不使用电梯，而是爬楼梯。这些都是平时运动的细节。如果你一个也做不到，那就是懒惰在作祟。只有改变理念，养成习惯，才能达到健脾减肥（增肥）的目的。

如果实在没时间（其实啥叫没时间啊？只要是你重视的事情，一定有时间，就看你是否重视了），那我希望你站着办公或者开会，这样既能提高办公效率，又能增强体质。

第二，吃饭绝对是超级重要的。

皇帝早餐，富人午餐，乞丐晚餐，是最核心的原则。皇帝早餐怎么吃呢？品种多，种类丰富，饮食就会平衡。另外，从这里可以看出，早餐在一日三餐中是最重要的。很多上班族熬夜玩手机，早晨起得晚，于是拿个路边摊的包子对付着就匆匆忙忙去上班了，长此以往，营养没有保障，自然无法拥有匀称的身材。此外，食材很重要。我们一家很少买衣服和化妆品，但是对于吃饭的花销，毫不吝啬。我们专门和朋友一起种菜，或者购买一些有机菜。用自然的味道来养胃，才是最重要的。当然，每个人有每个人的饮食习惯，只要能认真吃饭，把吃饭当成大事、要事来对待，而不是填饱肚子、完成任务，就是好样的，这样才能达到饮食健康的目的。

第三，规律起居和控制饮食速度超级重要。

睡得晚，容易胖，也可能瘦，胖是压力肥，瘦是营养不良。吃饭快会胖的道理，大家耳熟能详，就是吃得快，中枢感觉到饱的时候，已经吃撑了。睡得很晚，也会导致身体激素分泌异常，出现不均衡的身体变化，偏胖偏瘦都有可能。早睡早起说起来简单，做起来有点儿难度，尤其是刚开始，养成习惯就不难了。如果你能坚持每天早晨5点起来做个瑜伽，然后在家吃完自己做的饭，再上班，那就太棒了。如果晚上9点就能入睡那就更好了。"朝五晚九"才是良好的起居习惯。

第四，改变烹饪方式：多吃水煮青菜和蔬菜沙拉。

国人喜欢爆炒的烹饪方式，这里面有2点被我们忽略了：一个是爆炒之后，菜里的营养丢失了；另一个是爆炒容易油大，看似吃得很素，实际上油脂却超标了。就和目前一些地方的素斋一样，仿荤菜、豆制品好吃，但油一定超标了。所以，吃素的人也有很胖的，这是因为饮食不均衡，或者油脂摄入太多，但消耗油脂的地方太少。

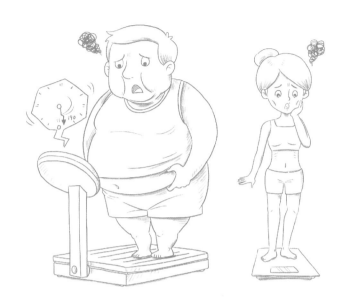

在均衡营养的基础上，我推荐大家一些吃蔬菜的方法：

1.能生吃的尽量生吃

洗干净的有机蔬菜，例如黄瓜、茼蒿，凉拌即可，或者蘸酱，没一点儿盐不好吃，但是，绝不能放太多盐。我在饭店吃饭也喜欢吃蘸酱菜，只要自己控制好口味，就可以实现清淡饮食，而不是重口味。

2.尽量吃新鲜有机蔬菜

将绿叶菜，如菠菜、小油菜等清洗后，锅内倒水到0.5cm高，然后加入橄榄油3~5g，开火。水开了，放入绿叶菜，盖好锅盖，2~3分钟后关火，焖3分钟捞出锅，用筷子夹到盘中，倒少许有机酱油即可。这样做既好吃，做法又简单，还保留了营养，符合美食家对青菜的追求。

第五，推荐两个方剂：减肥和增肥方。

减肥和增肥方，也可以做成代茶饮、膏方及水丸进行补充治疗。这只是补充治疗，前面讲的方法才是最重要的，是根本解决问题的方案。

甫寸减肥方：

法半夏6g	陈皮10g	太子参15g	茯苓15g
乌梅10g	决明子15g	生山楂12g	神曲10g
丝瓜络12g	炒薏苡仁30g	黄连6g	莲子心3g
桔梗10g	炙甘草6g		

使用饮片水煎服或者颗粒剂冲服，2周为1个疗程，可以服用3个疗程。

这个方子是健脾化湿第一方。这里面法半夏和陈皮是健脾化湿的先锋，而太子参具有益气健脾的作用，茯苓可以淡渗利湿。黄连燥湿，薏苡仁更是化湿的要药。这些药物都是化湿的高手，虽然角度不同，但密切配合，再加上具有理气健脾之功效，可以更好地减肥，把湿气排出。

甫寸增肥方：

太子参15g	茯苓15g	炒白术15g	炒白扁豆10g
陈皮10g	桔梗10g	山药10g	莲子肉10g

砂仁6g（后下）　大枣12g　　焦三仙各10g　枳壳10g

当归10g　　　　白芍12g　　炙甘草10g

使用饮片水煎服或者颗粒剂冲服，2周为1个疗程，可以服用3个疗程。

这个方子是补益脾胃第一方。从茯苓白术散化裁而来，其中含了一个四君子汤作为君药，可以起到健脾理气、温补脾胃的作用。这里面山药、莲子肉是健脾理气的左膀右臂，而白芍、当归走血分，阴阳双补，恢复中元的力量，从而起到增肥的目的。

经过甫寸门诊的"约法五章"，姜老弟和红某都实现了自己的愿望，该瘦的瘦了，该胖的胖了，身体更匀称，也更健康了。

他们还将这种健康的"约法五章"传递给了他们的同事，让大家获得健康的生活方式，把健康的理念传递给更多的人。

04

可别不相信，肠胃好的人都很漂亮

曾经青春年少的容貌怎么搞丢了？

小时候，在周围邻居眼里的小美女、小帅哥，长大之后，却变得越来越憔悴，这到底是怎么回事呢？

我觉得主要由下面这些原因引起：

（1）平时饮食不规律、暴饮暴食、吃得辛辣油腻，经常熬夜，久坐不运动，压力大、精神紧张、情绪压抑，所以很容易得肠胃病。针对这样的人群有什么好的肠胃保养法？

（2）脾气很大，总是控制不住自己的情绪，动不动就生气发火，因此肠胃病不断发作。有什么办法控制情绪？

（3）口腔溃疡经常发作，疼痛难忍，同时脸上也长满痘痘……是否与肠胃有关系？该如何调理？

（4）感觉很饿，但一吃就饱了。也有时候吃饭总没有胃口，且身体很消瘦。怎么办？

下班后，我经常做直播，在"好大夫在线"、快手等平台连麦解决大家的实际问题。上面这些就是我直播时总能遇到的问题。大家总想着让我给开一个什么万能药方，解决自己出现的任何问题。所以，每次连麦大家就问我："李大夫，我这里不舒服，那里难受，怎么办？"

　　养胃清肠可以解决现代亚健康所引发的一系列健康问题，比如长白发、脸色发黄、长痘痘、有眼袋、口腔溃疡、口气重、头发少、小腹胖等。

　　然而，我的回答更多的是，首先要找到出现这些问题的原因。

　　你的健康我负责，但应以了解病情为前提，了解越是透彻，解决的办法越是有效。于是，在互动的过程中，很多粉丝都了解了我在连线后的"灵魂五问"：

　　（1）吃饭快不快？饭菜烫不烫？

　　（2）有没有吸烟饮酒？

　　（3）是否熬夜？

　　（4）着急、生气、郁闷、焦虑多不多？

　　（5）有没有运动的习惯？

　　前四项否定，最后一项肯定，是这五个问题的标准答案。这五个标准答案决定了我们的身体是健康的。其实，很多症状和疾病，都和我们对待生活的态度有关。

　　大家都知道，焦虑弥漫在生活的各个角落，我们不由自主地被推着往前走。这种焦虑的状态，会让人不由自主地想快一些，所以吃饭就会快。吃饭快，意味着可能在饭很烫的时候就吃下去了，而快吃、饭烫是公认的导致胃食管反流、反酸、胃灼热、嗳气的重要原因。

吸烟饮酒的不良影响人尽皆知，这种烟酒刺激对于胃肠及其他健康问题的荼毒，不容忽视。

熬夜越来越被大家所诟病，睡前玩手机是熬夜的主要原因。手机里的网络世界精彩纷呈，入睡前人们不舍得放下手机，长此以往就颠倒了昼夜。熬夜对内分泌的刺激非常大，最重要的影响就是使胃肠蠕动迟滞，造成消化不良。

至于情绪的波动，无论是着急生气，还是烦闷焦虑，都是影响胃肠蠕动的重要原因，而胃肠蠕动的核心就是交感神经和副交感神经的相互作用。我们知道，胃肠的物理运动和化学变化，受交感神经和副交感神经的控制。交感神经兴奋，就会抑制副交感神经。交感神经与副交感神经的关系类似于中医阴阳的关系，阴阳对立统一，既相互制约，又相互帮助。对于胃肠来说，副交感神经才是正能量，只有副交感神经兴奋，才能促进5-羟色胺等神经递质的生成，刺激胃蛋白酶原的合成，促进胃肠蠕动。而交感神经抑制副交感神经，就会把一系列胃肠蠕动的神经递质阻断，那什么时候交感神经兴奋，什么时候我们就处于焦虑状态。兴奋、压抑及情绪不良造成交感神经兴奋。所以，情绪对于胃肠的影响特别巨大。

当然，偶尔焦虑紧张没关系，如果经常焦虑紧张，副交感神经长期受到抑制，就会导致胃肠出现问题。这里面一系列的反应，从中医和西医的角度，都得到了证实，所以，我们说胃肠是人类的第二大脑，而中医的思则伤脾、肝郁脾虚及心脾两虚都是情绪对胃肠影响的总结。

运动是胃肠蠕动的正向引导。很明显，生活中我们运动出汗后胃口大开，身体的消耗促进新陈代谢，出汗会让人胃肠蠕动更快，也吸收得更好。问题在于，现代生活越来越便捷，就把人惯得很懒，这才是这个疾病多发的原因。

从岁月中打捞自己的容颜

每次健康科普，我都会讲我和患者的故事，让大家听故事、看视频，在哈哈大笑中，有所顿悟。比如，宋仲基帅吧，宋慧乔美不，不过不适合给你做老公、老婆，这就是邻居说这种药好用，但不适合你的原因。

解决容貌憔悴的问题，可以用"医患共建心身调御法"：

第一，先要树立起健康意识。

我在门诊中时常对患者科普：

吃饭快，吃烫饭，患胃癌、食管癌风险会增加5倍，够刺激吧，能记住不？

吸烟饮酒，同样能让疾病缠身，让各种癌症找上门能戒掉吗？

你着急生气，焦虑紧张，担心的事情就解决啦？

所以，良好的健康意识是决定身体健康的前提条件，只有树立健康意识，才能改变情绪，减少吸烟饮酒的次数。总有人说应酬多没办法，我想问，有人把刀架在脖子上让你喝酒吸烟吗？你喝多了，喝醉了，甚至喝到医院里了，有了生命危险，你的兄弟们在哪里呢？你进了医院对别人没有影响，但你的健康消失了，甚至你这个人可能就消失了。

我还时常给我的朋友们支招，谈生意的话，请人吃饭，不如请人流汗。比如请别人打球，不仅有利于健康，在运动出汗的同时，肾上腺素飙升，也有助于合同和协议的签署，何乐而不为呢？另外，打网球和高尔夫球，也倍儿有面子，比喝一些名贵的酒好多了，完全可以引领时尚，拓展商业渠道。所以树立健康意识才是根本。

第二，想要胃肠健康，我送给大家几个关键词。

养胃清肠的方法：吃饭要"小清新"，不要"重口味"，多睡美容觉。我在门诊和科普的视频里面，讲了很多故事，几乎都强调到了这一点。

不战而屈人之兵，不药而疗人之疾。这是我门诊的核心理念和slogan（口号），也是我和患者共同面对疾病的最重要的方式，所以，平时多运动，培养积极乐观的心态，就可以化预防治疗于无形。

人的一生什么时候花钱最多呢？美国的研究发现，80%的钱花在了ICU（重症监护室）。为了挽留最后的岁月，人们在医院的重症监护室花费了大量的个人积蓄和国家的卫生经费。如果我们能在平时多对健康投资，就会减少无谓的资金浪费，不让疾病侵蚀我们的身体和岁月。

躺在ICU治疗床上的人，毫无生活质量和尊严。而平时多去体检，出去旅游散心，好好吃饭，可能就不会有进入ICU的一天。

在科普讲座互动的最后，我经常会问大家一个问题：怎么对待自己才是真爱？

大家你看看我，我看看你，一脸茫然。

我的答案是，给运动留足时间。唯有运动才能保持青春，保持健康。

第三，具体情况具体分析。

1.头发发黄

我们要知道头发发黄的原因：①缺少某些微量元素。当头发缺少铁时会发黄，缺锌时则无法正常生长和发育。②头发毛囊受到影响。每一根头发的根部都有一个毛囊，如果毛囊受到某些影响，头发就有可能变成黄色。③头皮会通过毛孔分泌保护头发的物质，洗头过于勤快，或者用碱性物质洗头，也有可能导致头发变黄。④与饮食有关。饮食不当导致体内产生过多的乳酸、碳酸等，都有可能让你的头发发黄。要想改变这种情况，就得按时作息，劳逸结合，缓解自己的情绪，让自己保持愉悦的心情。建议多摄入八珍糕、茯苓饼、麦芽糖、红茶、桂圆、荔枝、榴梿等，以及鱼类、鲜奶、鸡蛋等。尽量减少烫发的次数。另外，无论是雨天还是晴天，尽量带着雨伞，遮挡住脑袋，这样也是对头发的一种保护……

2. "秃如其来"

以前我们说到秃顶更多想到的是上了年纪的人，可是现在越来越多的年轻人也秃顶了。这是什么原因造成的呢？一是经常熬夜，且吃一些过于油腻的食物，对身体机能的正常运行是一种破坏，长期积累就有可能导致谢顶。二是精神性脱发。当一个人的精神压力过大，情绪过度紧张，人体立毛肌收缩、头发直立，自主神经或中

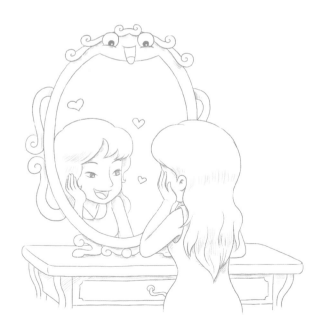

枢神经机能发生紊乱，毛囊毛乳头发生大改变和营养不良，就会导致毛发的生长功能受到抑制，毛发进入休止期而出现脱发。三是经常抽烟喝酒。吸烟可导致头皮的毛细血管收缩，影响血液的供给，导致头发的生长迟缓；而经常喝酒，尤其是白酒，会使得头皮产生热气和湿气，这都会导致脱发。除了以上原因之外，遗传、不当烫发、服用药物等，都有可能导致脱发。当我们发现自己有脱发迹象的时候，需要考虑一下，自己的作息时间是否规律？是否心理压力大？是否抽烟、喝酒？……如果有以上问题的话要统统改正，以便保住自己的秀发。饮食上建议多摄入黑芝麻、核桃、炒薏仁粥、桑葚、覆盆子蛋糕、普洱茶、黑枸杞子、榴梿等。

3.出现白发现象

年轻人出现白发主要与体质有关系，一般是血热，最好的办法就是滋阴凉血。如果经常熬夜、精神压力大，总有一种力不从心的感觉，这种情况容易出现白发。有些人的父母是少白头，自己则遗传了父母的基因。患有某种疾病也有可能引发白发，比如患有白癜风等疾病。出现白发，最好去医院让专业医生检查一下。要想让自己的白发少一些，要调理作息时间、规律饮食，主要多食用富含铁的食物。建议多摄入上文提到的黑芝麻、核桃、炒薏仁粥、桑葚、黑枸杞子等。当然最重要的一条就是要以积极的心态，笑对生活，让自己时刻处于乐观的状态，这样对减少白发有很大帮助。

4.脸上长满了痘痘

爱美之心人皆有之。可是不少人隔三岔五脸上长痘痘，严重影响社交的自信心。那么，为什么会长痘痘呢？长痘痘的原因有很多种，但主要就是皮脂分泌过多、毛囊皮脂腺导管堵塞、细菌感染和炎症反应等。少男少女脸上长痘痘主要是皮脂腺分泌旺盛导致的。怎么缓解这种情况呢？用温水洗脸，保持脸部卫生干净，减少吃油腻的食物。当脸上有了痘痘的时候不要用手指去挤，这样容易感染，也容易留下痘印。多吃水果蔬菜，以清淡为主，避免吃过于油腻和辛辣的食物，如高油高糖的甜甜圈、油炸食品、火锅、辣椒酱等。建议多摄入马齿苋、金银花茶、鱼腥草、菊花茶、白茶等。另外，不熬夜，按时作息。

5.身体肥胖，尤其是小腹胖

我们身边有不少肥胖的人，身体其他部位相对还匀称一些，但小腹胖，小小年纪肚子就像怀孕了一般。这不仅影响形象美观，更为工作和学习带来了很大的不方便。出现这种情况的原因就是，社会发展越来越快，物质越来越丰富，大家也变得越来越懒，懒得走路，懒得运动，结果脂肪堆积，使得腹部越来越大。要想改变这种情况，最好的办法就是管住嘴，迈开腿。在饮食方面要科学饮食，我还是倡导清淡饮食，少吃驴打滚、粽子、高油高糖的甜甜圈、油炸食品等；多吃绿叶青菜、西红柿、黄瓜、阳桃等。还得多锻炼、多运动，无论是在办公室，还是在家中，都要创造锻炼的机会。哪怕离开座位去趟洗手间也是一种锻炼。饭后不要躺下玩手机，不妨下楼沿着小区慢走两圈，这也是一种锻炼。你说是不？

6.反复口腔溃疡

反复口腔溃疡，常见的原因是自身机体免疫力低下，细菌或病毒乘虚而入，或者是身体缺乏维生素或微量元素，如缺少维生素B和维生素C。缺乏微量元素铁导致黏膜的脆性增大，不小心咬到就可能导致口腔溃疡。当然，反复发作的口腔溃疡也可能和局部刺激有关系，口腔里面有残冠残根或者是尖锐的牙尖，会导致口腔黏膜出现创伤性溃疡。经常熬夜，睡眠不好，环境不适宜也容易造成口腔溃疡。要想缓解反复的口腔溃疡，需要少吃辣椒、冰激凌、孜然羊肉等；多吃点茯苓夹饼、橙子、火龙果等。可以用蜂蜜水、浓茶水、姜水漱口，这样口腔溃疡就能得到很好的改善。日常生活中一定要保持合理的饮食和生活习惯，要多吃一些新鲜的蔬菜和水果，养成早睡早起的好习惯，这样对缓解口腔溃疡有良好的效果。

7.容易饿，但一吃就饱，胃口差

出现这种情况的原因是多种多样的，比如消化不良或内分泌代谢调节紊乱，且伴随脾胃虚寒，这时就可能出现容易饿，一吃就饱的状况，当然也可能是气血亏损或微量元素流失，出现这种情况最好选择中药及食补药浴等综合治疗。更关键的是我们要在日常生活中学会自我调理。注意休息、注意防寒保暖、多喝热水。合理饮食，禁食辛辣生冷，以食用软和易消化的食物为主，可以多吃点儿山楂、青椒、西红柿、鸡蛋等，尽量少吃年糕、粽子、元宵、月饼等。注意作息规律，勿过度劳累，补充微量元素及钙剂，适当锻炼、多晒太阳，提高免疫力、远离嘈杂环境及杜绝烟酒刺激，保持良好心态、避免情绪紧张。

让你再次光鲜靓丽的方案

当下的都市白领，当然这里不仅包括女性也包括男性，他们的健康问题越来越严重，不是我在这里危言耸听，而是有切切实实的依据，比如秃顶、头发枯黄、长痘、大肚腩、大象腿、皮肤发黄、胃痛、口臭及溃疡等，这些都表明身体已经出现问题，正通过外在的表现来提醒大家注意自己的健康。

我在前面有针对性地给了一些建议，现在有必要再强调几点：

1.吃自己做的饭菜最放心

很多白领平日懒得做饭，去单位上班自然不带饭，到饭点的时候就在网上订外卖，这样不仅没有办法保证饮食的干净卫生，更没有办法保证营养丰富和均衡。最终，身材被外卖毁了，胃也被外卖毁了。所以，我建议那些有条件的白领，要想保持健康的身体，要自己做饭、带饭。这样不仅锻炼了自己的厨艺，更是对自己负责任。周末家人在一起了，不见得非得到外面饭店改善伙食。购买食材，在家做一顿可口的饭菜，不仅卫生有保障，健康也有保障，更利于建立和谐的家庭氛围。

2.饭只吃八分饱

我们经常听到一句话：皇帝早餐，富人午餐，乞丐晚餐。也就是说，我们的早餐要吃得好一些，营养足一些，因为这关系到一整天的能量补给。可是现实中却恰恰相反，有很多人早晨赖床，拖到不能再拖了才急急忙忙去上班，没有时间吃早餐，中午吃一顿没有营养的外卖，晚上回家有充足的时间，好好做一顿饭菜，放开肚子吃，直到撑得难以下咽才停止。加上晚上运动量少，最终食物都变成了脂肪，变成了大肚腩。所以，我建议大家按时吃饭的同时，每餐吃八分饱就可以。"水满则溢，月盈则亏"。只有饭量适当，才能有健康的身体。

3.运动要长期坚持

健康的身体离不开持续锻炼。但是现实中，很多人觉得锻炼是一件很麻烦的事情，不得已硬着头皮去跑步或者做其他运动，通常也很难达到真正的锻炼效果。锻炼一定要在心情愉悦的情况下，心甘情愿地运动。如果很勉强，甚至极不情愿，这样的运动只会增加负担，与锻炼身体、增强免疫没多大关系。运动时我建议接受专业的训练，尤其是有将军肚的那些人，需要正确地进行卷腹运动；如大象腿，需要正确地进行摆腿和抗阻力运动。但现实总有一些人觉得自己身材不好了，便赶紧锻炼起来，锻炼了几天看效果不明显就放弃了；还有一些人看别人锻炼，自己也跟着锻炼，别人不锻炼自己也就不锻炼了，这样怎么可能拥有健康的身体呢？锻炼一定是一个持续的过程，三天打鱼两天晒网是没有效果的。

可能这样说，大家觉得我是站着说话不腰疼，甚至会说："你是医生，懂得锻炼的技巧，轻轻松松就可以达到效果。我是朝九晚五的上班族，班都加不完，哪里有时间锻炼身体？"

错！这种想法完全是错误的。忙碌绝对不是放弃锻炼的理由。

你知道医生有多忙吗？

拿我自己来举例。我不是外科，可就算是内科，也是临床科研两不误，教学论文都要抓，要问李博哪里去，门诊病房奔波路。加班是家常便饭，下不了班也是常态。但我依然坚持锻炼身体，因为我善于协调时间，并且重视身体锻炼。

我觉得很有必要将我协调时间的办法告诉大家，这也许对大家会有一定的启发。

具体怎么执行呢？

第一，高度重视锻炼。如果自律性差的话，办一个健身卡，雇一个私教，花钱让他督促你。带孩子的可以做亲子瑜伽，或者共同运动。

第二，之前，我上班的单位距离我家12km，我骑车上班一年多，骑车还有个好处是准时准点，不堵车。如果您家距离单位30km，那可以坐公交、地铁，还有5站地的时候，下车，走或者跑步到单位。在单位放一双皮鞋和上班的衣服，路上穿运动鞋运动服。

第三，能走路的时候，不坐电梯。喝水的杯子小一些，经常给自己打水，而不是指派秘书去。

第四，做工间操，或者买一根跳绳，养成上午10点、下午3点跳绳的好习惯。

第五，和同事比赛平板支撑，形成你追我赶的氛围。参加单位组织的瑜伽和健步走活动，养成运动的习惯和爱好。

如何通过药物调理恢复青春容颜？

想恢复青春容颜，还是有办法的，但是很多人由于方法不当，或者是没有坚持，最终在没有看到效果之前就放弃了。根据我的经验给大家推荐我们的专业处方：

"甫寸健脾养生工夫饮"：

太子参15g　　桔梗10g　　麦冬12g　　西洋参5g

枸杞子10g　　陈皮10g　　紫苏梗10g

上面处方加冰糖适量代茶饮，1天1壶当水喝，有健脾养胃、理气养阴的功效。

在上面处方的基础上加入其他药物，也可以有针对性地治疗我们本章提到的一些疾病。

比如：

治疗头发黄和头发白，可以加黑芝麻10g、莲子肉10g、红枣5枚，有助于补脾肾、养发。

治疗痤疮长痘，可以加金银花12g、菊花10g，能帮助清火化毒。

治疗将军肚、大象腿，可以加桔梗10g、茯苓15g、猪苓10g，能起到健脾化湿、利水减肥的效果。

治疗反复发作的口腔溃疡，可以加黄连6g、肉桂6g、砂仁6g、黄柏6g，有助于寒热平调。

治疗胃口差，一吃就饱，可以加山楂12g、麦芽15g，能起到开胃健脾的功效。

除了这些，还有一些常见的情况，也可以进行针对性的调整。

比如：

如果出现痛经症状，需要活血暖宫，可以加红花10g、大枣3枚。

如果感冒了、上火了，需要清热降火，可以加上菊花12g、金银花12g。

如果经常便秘，那就需要润肠通便，可以加入决明子12g、牛蒡子10g。

如果容易生气，而且经常生气，则需要疏肝解郁，可以加入苏梗10g、百合15g。

如果总感觉到身体很疲惫，而且怕寒怕冷，需要益气温阳散寒，就得加上炙黄芪15g、生姜3片。

如果女性面容憔悴、黯淡无光，需要养血美颜，就需要加入代代花12g、玫瑰花12g。

需要特别强调的是，药物不宜长期使用，需要在专业医生和药师指导下进行体质调整。另外，这些针对症状的代茶饮，饮用1周没有任何好转，需要及早到医院就诊，进行常规检查，例如血常规、尿常规，以及肝肾功能检查、生化指标抽血检查，还需要专业医生的评估，进行胃镜肠镜及B超、MRI的进一步检查。

当然，如果没有器质性疾病，只是现代亚健康疲劳综合征，那么用我告诉大家的方法，按照具体的步骤实施，就可以得到改善。

女性如何正确排毒？

排毒的神话经久不衰。

这不，小贾来我门诊，刚进门就说："大夫，我处于亚健康状态，身体检查没啥问题，可就是打不起精神来，而且脸上时常长痘痘，皮肤干黄。体检的话，血脂高、尿酸高，就差血糖也高了。"

小贾边说，边从挎包中掏出很多药品："你看，李大夫，这些都是微信公众号推荐的排毒产品，我用了这些也没有效果，你说，我是不是宿便太多了，身体的湿毒排不出来呢？"

我扫了一眼令人眼花缭乱的排毒产品，仔细阅读说明书，发现其中的逻辑硬伤频出，让人啼笑皆非。

我说："小贾，你已经被这些产品的商家洗脑了。在排毒之前，我想跟你说的是，中医和西医都不存在'宿便'和'排毒'的说法，这些都是伪概念。

"粪便的形成也是需要时间的，要经过一夜的吸收和肠道的加工。所以，大便早晨排出，本身就经过了一宿，大便就是大便，而不是宿便。强调宿便，主要是指大便在身体内停留的时间过长。实际上，食物残渣最终形成粪便，不宜时间过长，但是也不能时间太短。

"'出入废则神机化灭，升降息则气立孤危'，就是说，身体的新陈代谢很重要。我们每天都和大自然进行物质交换，这就是一个新旧的更替，哪里来的毒？在中医中，有一个著名的概念是'清热解毒'，指的是身体内有热毒，这个毒是病理状态下的，正常人是没有毒的，所以，不能泛化毒的概念。"

小贾若有所思地说："李大夫，你说得对。但是像我的这种情况算什么呢？怎么办呢？"

"你的这种情况属于代谢综合征，代谢出了问题，所以你是'二高'，接近'三高'了。"

中医认为湿困中焦导致气机不畅，大便排出不够通畅，身体内陈旧物留存时间过长，使得皮肤长痘。解决的方法不是排毒，而是促进身体的新陈代谢。

那么，如何促进新陈代谢，轻松"排毒"呢？

第一步，出汗。出汗的方式很多，运动出汗最好。身体强壮的人运动强度可以大一些；如果身体虚弱，可以强度少一些。

第二步，摄入的热量适度，营养均衡。高油高糖的食物少吃。食用过度烹饪和重口味的食物也是身体的灾难。

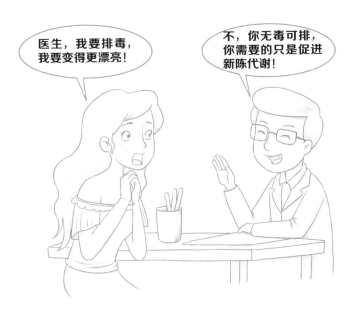

第三步，建议采用健脾代谢方。

"甫寸健脾代谢方"：

法半夏6g　　陈皮10g　　茯苓15g　　枳实12g

炒白术15g　　厚朴10g　　黄连6g　　竹茹12g

紫苏梗10g　　瓜蒌12g　　太子参12g　桔梗10g

佛手10g　　炙甘草6g

7~14剂为一个疗程。

整体以二陈汤和小陷胸汤为主要力量，加上太子参和桔梗，能促进新陈代谢，保持气血运转正常。

代谢综合征有时候和基因相关。有人吃肉吃得多，但是指标正常；而有的人不太吃肉，还是血脂高。所以，如果我们的机体代谢一般，那就要多运动，并辅以少量药物来治疗。

肠胃病怎么治疗？慢病快治！

第四章

01

如何准确判断胃炎与胆囊炎

早餐是胆囊的守护神

今早上班，研究所的同事小吴捂着肚子来到我的办公室："李大夫，我胃痛，快救救我！"我立刻让她躺在沙发上，见她手捂着的位置在肚脐的右上方。

小吴接着说："李大夫，以前我经常胃痛，吃点儿药就会好，你看你有穴位刺激的方法吗？我的实验还在进行呢，昨晚到了实验关键的时候，我一晚上没回家。"

我按压了小吴的腹部，以及右胁下面的点，跟她说："你这个可能不是胃痛，而是胆囊的炎症，有可能有胆结石。"

"啊？不会吧？不过，确实之前做过胃镜，没啥问题，我一直以为是胃痉挛呢，那怎么办？"

"我给你开一个B超和验血，你检查一下。"

"那我的实验……"

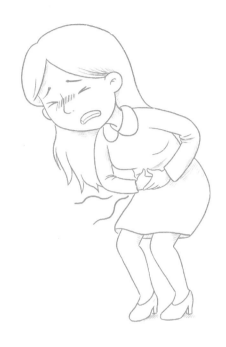

"快去，身体重要，实验让你的同事盯着。"

"对了，你吃早点了吗？"

"李大夫，我从来不吃早点，或者说很少吃。"

"哦，其实，你可能患有的胆囊炎，就是你不吃早点造成的。"

门诊就像是看电影，不同的剧情，演绎着不同的人生。

病情和人的性格杂糅在一起，演绎不同的精彩和无奈。

我依然记得当年考上医科大学去报到的时候，在我们村口，舅妈拉着我的手叮咛我的话："好好念书啊，当个医生不容易。好好学学治疗胆结石的方法，帮舅妈想想办法，看吃啥药能把石头排出来。"

我郑重地点了点头，从此上了心。上大学的第一年，就把消化科的解剖知识好好学习了一下。

客观地说，那个时候，我才真正了解胆汁和胆囊是怎么回事。

简单而言，胆囊的命名是因为当时人们发现胆汁在胆囊里。实际上，胆囊并不产生胆汁，只是胆汁临时居住的地方。胆汁是肝脏分泌的，临时汇总在胆囊，在需要的时候，通过胆管汇入十二指肠，参加消化过程中油脂的分解和吸收。

明白了这个，就知道了为啥不吃早点对身体非常不好，甚至容易得胆囊炎、胆结石、肝炎了。

夜间胆汁开始分泌，储藏到胆囊，早晨我们进食一些油脂性的食物，例如鸡蛋等，胆汁受到召唤，立刻就从胆囊进入十二指肠，发挥它的功效，分解油脂性物质，转化成人体必需的营养。

如果不吃早餐，胆汁没有用武之地，继续留在胆囊里睡觉，就会滞留，形成胆汁淤积。

每天早晨都不吃早餐，胆汁一直都闷在胆囊中，没有流动起来，时间长了成为异物，引发炎症，形成胆囊炎。如果流动性差，也可能形成胆结石。肝脏分泌的胆汁排泄不出来，滞留在肝脏中，也会形成胆汁淤积性肝炎，甚至肝硬化。

所以，吃早餐是非常重要的事情，而没有规律的早餐，就是胆汁淤积、胆囊炎、胆结石首要的病因。

我的印象中，舅妈几乎从来不吃早餐。

任何疾病的形成不是一朝一夕的，往往背后都有很多不良的生活习惯。

那么，不吃早饭肯定会得胆囊炎吗？

如果不吃早餐，尤其是经常不吃早餐，得胆囊疾病的概率就比别人高出很多。如果还有别的因素，那就更容易患上胆囊疾病了。这个病因中医认为就是饮食不节导致的脾胃虚弱，形成了胆汁淤积的潜在状态。

舅妈平时口味很重，同时，油脂性的东西进食得比较多，吃的多为肥甘厚味之物，这也是她患上胆囊炎的原因之一。而中医认为，肥甘厚味生湿，湿热互结，熏蒸胆汁就会全身发黄，究其原因，就是因为油脂性物质的无节制摄取，引起了胆汁分泌异常。不吃早点，不分泌胆汁也不好，如果油脂性物质摄取太多，也会造成胆汁分泌异常，过犹不及，所以掌握饮食平衡最重要。

听老家人说，舅妈的生活经历比较坎坷，性格内向，心中的苦闷也不善于向别人倾诉，这也是她患上胆囊炎的原因之一。当一个人抑郁的时候，5-羟色胺和多巴胺的分泌受到干扰，这种重要的神经递质，对消化系统，尤其是肝脏的胆汁分泌及胆囊的存储功能有着重要的影响，心情抑郁时间久了，就会导致神经递质的负反馈，间接影响胆汁的分泌和排出。

中医认为这种状态是肝郁气滞，是中医"黄疸"病的首发原因。肝郁气滞，湿热熏蒸，脾胃消化能力下降，就会出现胆汁疏泄不利，出现胆汁淤积、胆囊炎和胆结石。

可见，如果不吃早餐、口味过重、性格内向，这三个因素容易形成这三种疾病。通过我对舅妈生活经历的了解，我逐渐明白，由此非常感慨，就写了一段微博，这段文字引起了很多胆囊炎老患者及其他疾病患者的共鸣。

"疾病就是你的命。到哪里治的效果都不好，我这病就没治了吗？患者的焦虑刻在眉间里。不得不说，一方面，许多疾病命中注定，是基因决定的，来自爹妈的馈赠；另一方面，是习惯和心态。作为医生的责任是：①告诉你要客观面对现实；②教会你应对未来；③帮助你和疾病共存。"

舅妈看了很长时间的胆囊炎，希望能有一种药彻底把胆结石、胆囊炎及胆汁淤积治好。这个愿望也是每一个患者的愿望。实际上，很多疾病有可能是自己的基因决定的，还有就是自己的心态和习惯。

医生的职责，就在于分析当前的状态，弄清胆囊炎、胆汁淤积和胆结石如何应对，并教会患者如何和疾病共存。其实这三种疾病只要合理地管理，不发作，或者少发作，就是一种最佳的状态。

胆汁淤积、胆囊炎和胆结石的关系

我给舅妈打了电话，她以为我为她找到了灵丹妙药，舅妈高兴得不得了："没有白疼你，舅妈的胆结石有救了。"

当我给舅妈分析了上面的原因之后，她似乎有些失望，不过，还是认可了我的说法，说："确实，这是你舅妈的命。"

"别担心，舅妈，只要你能做到我跟你说的那三点就可以。"

"我这里不只是胆结石，还有胆囊炎和胆汁淤积，是不是三种病比单纯一个胆结石要更严重？"

这三种疾病的名称不同，但是密切相关。

胆汁淤积简称淤胆，是由胆汁生成障碍和胆汁流动障碍所致的一组疾病共同的临床症状，又名胆汁淤积综合征。

胆汁从肝细胞到十二指肠一路行走，任何一个地方出现"塞车"，都会形成胆流障碍，可发生在从肝细胞、胆小管到Vater壶腹（胆总管最后斜穿十二指肠降部后内侧壁，在此与胰管汇合，形成略膨大的肝胰壶腹）整个通路中的任何一处。临床上区别肝内与肝外的原因是很重要的。

最常见的肝内原因是病毒性肝炎或其他肝炎，药物中毒性和酒精性肝病。较少见的原因包括原发性胆汁性肝硬化、妊娠期胆汁淤积、转移性肝癌，以及其他一些不常见的疾病。

肝外原因所致的胆汁淤积常见于胆总管结石或胰管癌。其他不常见的原因包括胆总管良性狭窄（常与以前的外科手术有关）、胆管癌、胰腺炎或胰腺假性囊肿及硬化性胆管炎。更细致的原因有肝窦基侧膜和毛细胆管膜改变、细胞骨架改变、胆汁分泌调节异常、细胞旁的通透性增加、毛细胆管和肝内胆管阻塞。

胆囊炎是较常见的疾病，往往和胆结石一起发作，也可以独立成病，发病率较高。根据其临床表现和临床经历，又可分为急性的和慢性的两种类型，常与胆石症合并存在。慢性胆囊炎可以由急性胆囊炎转变而来，也可能是急性胆囊炎的病因。

疼痛剧烈，往往有胆结石等梗阻，也是中医认为的不通则痛，而没有梗阻的，往往疼痛不剧烈。

右上腹剧痛或绞痛，多为结石或寄生虫嵌顿梗阻胆囊颈部所致的急性胆囊炎，疼痛常突然发作，十分剧烈，或呈现绞痛样。患有胆囊管非梗阻性急性胆囊炎时，右上腹疼痛一般不剧烈，多为持续性胀痛，随着胆囊炎症的发展，疼痛亦可加重，疼痛呈现放射性，最常见的放射部位是右肩部和右肩胛骨下角等处。

胆囊结石主要见于成人，女性多于男性，40岁后发病率随年龄增长而增高。结石为胆固醇结石或以胆固醇为主的混合性结石和黑色胆色素结石。

三者的基本病因一致，也可以互为病因，在人体上的关系可以画一个图表示。三种疾病是三个圆圈，每个人可以单独有其中的一种疾病，也可能有其中的任意两种疾病，还有可能三种疾病集于一身。

疾病的诊断

舅妈被诊断为胆结石是板上钉钉的事情。诊断胆结石很容易，B超就看得很清楚，而且可以知道在什么位置，大致的性质。那么，其他的诊断如何进行呢？

舅妈有皮肤瘙痒，而且有黄疸，但并不明显。

胆汁淤积可能有黄疸，但黄疸不一定是胆汁淤积，还可能是肝细胞性黄疸和溶血性黄疸。

最终诊断结果要从实验室检测及辅助检查来判断。如果胆红素升高；血清碱性磷酸酶升高；肝功能异常（因为胆汁淤积最具特征的就是肝功能异常），而且通常首先出现异常；这几项在肝功能检测中就有，而且检测数值升高就可以判断确诊了。

胆囊炎疼痛的位置比较特殊，很多疾病的疼痛都可能和这个地方相关。别以为自己平时是胆囊炎，这次发作肯定也是胆囊炎，疾病就是这么任性，很多时候不按常理出牌。例如特征性的右上腹痛，除了可能患有胆囊炎，还可能是急性胰腺炎、右下肺炎、急性膈胸膜炎、胸腹部带状疱疹早期、急性心肌梗死和急性阑尾炎等。

而对于慢性胆囊炎来说，和它类似的疾病有消化性溃疡、慢性胃炎、胃消化不良、慢性病毒性肝炎、胃肠神经功能症和慢性泌尿道感染。

舅妈那时候经常闹肚子疼，也曾经怀疑过患有心肌梗死、胃炎等，后来逐步做了心脏的检查及胃镜等，才排除了其他的疾病，定位在了胆囊。

就跟我的同事小吴一样，一开始都认为她是胃炎，因为胃炎的情况在日常生活中更多见，所以，大家都往这个方面思考。

舅妈是胆囊疾病的典型患者，符合三条病因，有胆汁淤积的表现，后来形成了胆结石，再后来又形成了胆囊炎，胆囊炎急性发作过，目前是慢性胆囊炎阶段。

胆囊疾病的治疗

"那你看我这个疾病怎么治疗比较好？我吃过太多的药了，总是反反复复。"

舅妈的声音通过电话传来，我仿佛看到了她紧锁的眉头。

"我梳理一下您疾病的历史，和当前的情况，咱们该这样应对。首先，舅妈，你这个疾病可以不治疗。"

"啊，你别蒙我，怎么可以不治疗呢？"

"因为您现在没有症状，处于平静的时期。"

"那这个疾病会不会再发作？"

"因为有胆结石，很有可能会再发作。"

"就没有根治的方法？"

"其实这个问题不好回答。首先是胆汁淤积的情况。如果舅妈您仅仅是胆汁淤积，没有结石或者胆囊炎，可以不治疗，因为没有太大的危害，如果有症状影响到了生活，可以考虑使用利胆药，使用熊去氧胆酸制剂。如果有胆囊结石，那主要的策略就是治疗胆结石、胆囊炎，这个病因祛除了，胆汁淤积也就好了。对于胆囊炎的处理，我想舅妈您也很清楚了。"

"打针输液就会好？"

"哪有这么简单？舅妈你应该知道疾病的治疗不是仅仅靠打针吃药就能好的，多方面的综合治疗才是硬道理。其实等胆囊炎恢复之后，您的疾病关键在于治疗胆囊结石。"

"胆囊结石能不能根治呢？"

我肯定地回答舅妈："能！"

治疗胆囊结石方法是有创的，并且治疗手段本身会带来并发症和不良反应，目前还没有一种手术方法可以做到万无一失。所以，我们就要考虑一下，治疗胆囊结石要不要挨上一刀。

很多胆囊结石，不需要手术治疗。这也是和疾病共存的理念，是中医文化中"和"的思想精髓。

化敌为友，或者和谐共处，是很多疾病治疗的思路，从肿瘤到细菌和抗生素，以及心衰的治疗。如果能够保持一种平静的心态，允许身体的不完美，那完全可以生活得更好。我们也不必纠结于每天都在和疾病做斗争，放松心情，和疾病共处。不过，如果胆结石和胆囊炎发作的频率较多，一年发作了三四次，那还是考虑切除吧！

而在和这个疾病共处的过程中，中医药可以发挥更重要的作用。

舅妈的情况经过综合治疗，已经得到了好转，甚至是痊愈，我也可以把这个方案挪移给我的同事小吴身上。

还是回到文章开头的病例。小吴的化验结果很快回来了，果然，B超和血象检查结果都显示他患有胆结石和胆囊炎，回顾小吴的工作经历可以断定，疾病正是工作操劳及长期不吃早点导致的结果。

看着小吴安静下来，我给她讲了胆囊炎治疗的原则和方法。

（1）安排好生活和学习，不要把自己搞得很累，心态平稳是治疗、恢复和预防胆囊炎的关键。

（2）一定要认真吃早餐，早餐不仅要吃饱，还要吃出质量，不能随便对付。

（3）急性发作时期，要积极抗感染，控制炎症。如果发作次数多，必要的话，需要切除胆囊。

在平时慢性期，以及胆囊周边不舒服的时候，可以选用下面方法：

"甫寸清胆养胃方"：

柴胡15g　　白芍15g　　枳壳12g　　炒白术15g

法半夏9g　　陈皮12g　　茯苓15g　　黄连6g

竹茹10g　　枳实10g　　金钱草15g　　白薇10g

厚朴10g　　炙甘草6g

处方中使用了黄连温胆汤、四逆散。

"甫寸清胆养胃方"是治疗各种胆囊疾病的首选基本处方。这也是我给舅妈长期调理的首选方剂。名为温胆，实则清胆。基本处方以中医的"二陈汤"为底，二陈汤是中医化湿第一基本处方。

构成了中医治疗胆囊疾病的核心梯队，其中，法半夏、陈皮、茯苓是化湿的最佳组合，治疗疾病的根本，黄连为臣药，辅助化湿并且兼有清热解毒的作用，竹茹和枳实是药物发动作用的动力，也就是这个药物团队的"跑腿儿"的，四逆散用来疏解少阳，促进新陈代谢，而炙甘草作为使药，起到调和各个药物的作用，就是一个"联络人"，也是整个方剂的"秘书"。这个团队的作用就是通过化湿清热理气的协同，缓解胆汁淤积。

"吃这个药不能彻底好吗？"大家最关心这个问题。

"不能，因为你还有胆结石。"

"那怎么办？"

"如果能和胆结石和平共处，胆囊炎不发作的话，用'甫寸清胆养胃方'就行。如果出现胆结石合并急性胆囊炎，中医的方案是加用大柴胡汤，这是另一个'治疗团队'，是中医治疗胆囊炎急症的'快速反应部队'。"

经过这些治疗，部分患者可以根本治愈，因为一部分比较小的，如1cm以下的、不太黏滞的小结石，可以在药物和自身的努力下，通过消化道排出体外，当然这需要根据每个人的情况来看。

另一部分患者没法实现药物排石的目标，那么，这部分患者服用中药的目的就是缓解症状，舅妈和我的同事就是要达到这个目的。虽然经过多次治疗，通过中医药的手段，没有达到把结石排出的目标，但是，大家已经明白这个疾病的前前后后，并决定安心和结石和平共处下去。

其实很多时候，临床治愈是非常难得和幸运的一件事情。然而，治愈不常有，总是去缓解，是临床的常态。患者要掌握和疾病共处的艺术，调整心态慢慢欣赏。

02

肝的问题可能出现在脾上

此肝非彼肝

在我的病人中有一对老夫妇。女主人姓张，我们姑且叫她张阿姨，她和老伴一起来找我看病。张阿姨体型很胖，眉头紧锁，从与她交流可以判断出，她是一个极为容易发火的人，而且从她之前的体检单上我发现，她身患多种疾病，如甲状腺结节、乳腺增生、子宫肌瘤。

我给张阿姨做了全面检查，然后告诉她："您这是肝的问题，肝气郁滞，肝经循行不利，气滞血瘀导致的。"

给张阿姨做完诊断时，她老伴就坐在我面前，让我再给他诊断。我先对大爷进行了问诊。他身体肥胖，经常喝酒，有脂肪肝，皮肤油油的，大便黏腻。

我还没有诊断结束，张阿姨老伴就很着急地问我："我不会也是肝的问题吧？"

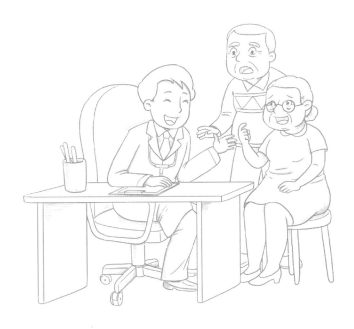

　　我说："您的脂肪肝其实是中医中'脾'的问题，由于脾虚湿困，导致湿气停滞，出现脂肪堆积，大便黏腻。"

　　所以，认识不同的解剖体系，才能更好地理解健康的内涵。

　　我们经常说"我心想"，仔细想一想，真的是"心"在想吗？明明是"我脑在想"啊！因为中医所提到的"心"所指范围比心脏的范围大。同样，中医的"脾"是消化系统的代称；中医的"肺"是指整个呼吸系统。

　　为什么会出现这些问题呢？这是因为西方解剖学进入中国的时候，在翻译liver、heart、spleen、lung、kidney的时候借用了中医的"肝""心""脾""肺""肾"。

可见，不同的划分体系，使用不同的行政编码，医生要从相应的角度，选择最佳的诊疗方案。

少阳就是人体的枢纽

按照脏腑来分，五脏就是核心体系。从中医伤寒理论来分，三阳三阴就是六经，从六个部分划分。

按照中医六经辨证六个维度，第三维是少阳。少阳就是枢，是门轴。

人最重要的就是新陈代谢，无论中医西医，都有相应的描述，而六经中的少阳最为重要的一点，就是承担了门轴的作用，保证了"出入废则神机化灭，升降息则气立孤危"的顺利执行。

对于一个屋子或者人体的阳面来说，门外为表，为太阳，而门内为里，为阳明，少阳是门，也是窗户，可以交换物质，一般最重要的是从门走，而万不得已，从窗户也可以；屋子及人体的阴面，就是太阴、少阴和厥阴。

其实，不用管这些具体的名字，它们都是人体的部位，只有彼此配合好，才能保证屋子或者人体的健康，保障正常的新陈代谢。

对于消化来说，门诊中最常用的就是缓解少阳枢机的方剂，包含了四逆散、小柴胡汤、逍遥散系列，这个庞大的家族，成为中医药疏肝健脾的最常用的方剂。从这个角度，我们可以看看这个少阳的历程，也是从少阳来治疗五脏其他疾病的关键所在。

少阳治疗的家谱

方名	来源	相同的药味	不同的药味	立法	主治
逍遥散	《太平惠民和剂局方》	柴胡、甘草	当归、白芍、白术、茯苓、生姜、薄荷	疏肝解郁，养血健脾	肝郁血虚脾弱证，症见两胁作痛，头痛目眩，口燥咽干，神疲食少，或月经不调，乳房胀痛，脉弦而虚者
丹栀逍遥散	《医学入门》卷八		当归、白芍、白术、茯苓、生姜、薄荷	养血和营，清肝健脾	肝脾血虚发热，或潮热晡热，或自汗盗汗，或头痛目涩，或怔忡不宁，或颊赤口干，或月经不调，或肚腹作痛，或小腹重坠，水道涩痛，或肿痛出脓，内热作渴
四逆散	《伤寒论》		当归、芍药、茯苓、白术、牡丹皮、栀子	透邪解郁，疏肝理脾	阳郁厥逆证，症见手足不温，或腹痛，或泄利下重，脉弦者。肝脾气郁证，症见胁肋胀闷，脘腹疼痛，脉弦者
小柴胡汤	《伤寒论》		芍药、枳实	和解少阳	伤寒少阳病证，邪在半表半里，症见往来寒热，胸胁苦满，默默不欲饮食，心烦喜呕，口苦、咽干，目眩，舌苔薄白，脉弦者。妇人伤寒，热入血室，经水适断、寒热发作有时、疟疾、黄疸等内伤杂病而见以上少阳病证者
柴胡疏肝散	《景岳全书》		黄芩、人参、半夏、生姜、大枣	疏肝理气，活血止痛	肝气郁滞证，症见胁肋疼痛，胸闷善太息，情志抑郁易怒，或嗳气，脘腹胀满，脉弦者

疏通病根，才能病除

根据对《伤寒论》的学习研究，我们把《伤寒论》的少阳方剂做个梳理。

四逆散源于《伤寒论》，是所有方剂的第一代。

四逆散的"儿子"是小柴胡汤，继承了疏肝理气、通达气机的功能，成功拥有了疏解少阳的基因，并开创了少阳证治疗一派，具有疏解枢机的作用。柴胡疏肝散是小柴胡汤的"儿子"，继承了疏解少阳、疏肝解郁的作用，并将上述作用发挥到了极致。而逍遥散是小柴胡汤的"妹妹"、四逆散的"女儿"，具有阴柔的一面。丹栀逍遥散是逍遥散的"女儿"，是柴胡疏肝散的"表妹"，滋阴的作用加强了。

所有的家族成员，共同的基因就是柴胡和甘草，以燮理少阳枢机与调和脾胃为最核心的内容。

所有"男性成员"（小柴胡汤、四逆散、柴胡疏肝散）都有理气的作用，而所有的"女性成员"（逍遥散、丹栀逍遥散）都具有养血的作用。

每个人的情况都不同，而最主要的病机和症状，是我们判断该用何方的主要依据。

知己知彼，百战不殆，熟悉每一支部队的特点，选择准确的部队出征，才能获得完胜。

如果不了解情况，一股脑全派出去，就像大家住在一起，即使是亲人，也会有矛盾，心理有了依赖，自己不主动，必然制约相互的作用。

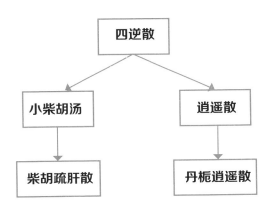

从这个角度来看，我们为啥用一张方子就可以治疗张阿姨的这几种疾病（慢性胃炎、胃息肉、甲状腺结节、乳腺增生、子宫肌瘤）呢？

这几种疾病都是中医里的一种病，都是少阳枢机不利的少阳病，就好似门和窗户都被封住了，门轴没有油，垃圾堆满了屋子，运不出去，产生了结节、息肉、增生。所以，咱们把门修好了，自然就解决了这些问题。

找到疾病之间关系的症结，是解决问题的核心要点。我们梳理疾病间的关系，问题就能迎刃而解。

03

逆流而上的"美食"，让人情何以堪

胃酸为何会跑到食管来？

胃酸为什么会反流到食管来呢？

一大原因是贲门松弛、幽门发炎。

贲门和幽门，相当于阻止反流的两道关卡。人体很强大，各种器官及功能完美地协调，才使得人体正常运转。而对于消化系统来说，贲门和幽门还能起到平衡人体能量进出各个管道的作用。

人体的消化器官，主要由食管、胃、十二指肠等组成。在食道与胃之间的阀门是贲门，在胃与十二指肠之间的阀门是幽门。

如果将消化道比作一列火车，食管、胃、十二指肠相当于三节车厢。食管为第一车厢，胃为第二车厢，十二指肠为第三车厢，而连接这三节车厢的就是贲门和幽门。从整体上看，它们的排列次序是这样的：食管—（贲门）—胃—（幽门）—十二指肠。

当我们吃下食物的时候，食物通过贲门先到胃里待一会儿，

140

进行食物的分解，然后再通过幽门进入十二指肠。贲门和幽门的"门"只向一侧打开，也就是食物可以推开"门"，但是不能拉开"门"。吃下去的食物，没有回头路可走。当食物通过幽门进入十二指肠之后，这里的"乘客"就很多了，可谓"鱼龙混杂"，有肝脏的分泌物，还有胆汁，等等，它们一起结伴走向终点。

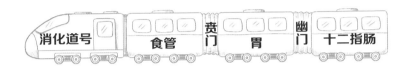

可是在前进的过程中，由于路况不稳定，火车一会儿开得快，一会儿开得慢，甚至有时候还得踩刹车。刹车的时候各种情况就出现了，当幽门还没来得及关门的时候，在第三车厢的胆汁通过幽门回到第二车厢的胃部，形成反流性胃炎；如果刹车太猛，胆汁还有可能甩到食管，由于甩到食管的是胆汁，所以是苦涩的。另外，由于贲门年久失修，受到侵蚀，或者漏油，无法闭合，刹车的时候，胃里面的食物就可能通过贲门甩到食管。食管本身没有胃酸，当胃里面的胃酸通过贲门甩到食管壁上，就会产生反酸、胃灼热的感受，这就是胃食管反流。

为了避免出现食管反流的情况，消化科医生的主要职责之一就是不断对贲门和幽门进行修复，让它们在该开门的时候恰当地开门，在关门的时候能够恰当地关门。只有这样才有可能避免食管反流的出现。

每次走在路上，看到一边走着，一边在吃早餐的人，我就替他们担心，这样的习惯既不卫生也不健康，这种不稳定状态下的进食，也是导致胃食管反流的重要诱因。尤其是在公交车上吃饭，怎么都是在狼吞虎咽。我遇到过很多次的急刹车，后面的人一下子就冲到了前车厢，直到有一天我自己当上了消化科的大夫，才明白过来，很多时候，消化系统就是一列急行的火车。

吃得太饱会让贲门失守

有一天一早查房结束，大家回到热火朝天的医生办公室，老宋和唐主任也在，唐主任喊我和赵医生："上周给你们布置的任务怎样了？做的科普讲座情况咋样了？给全科患者讲讲如何？"

我对赵医生说："基本做好了，下午的时候吧！"

胃食管反流病的科普活动如期举行。我和赵医生分别就病因、诊断及治疗，尤其是生活调摄做了图文并茂的说明。

第一，不能吃得太饱。我在幻灯片上画了一个大大的胃，一个打着饱嗝的卡通人，正在痛苦地皱着眉，旁边画了三个车厢，中间一个车厢夸张地涨大了，载满了乘客，而有两个乘客被挤到了前后的车厢里。

我说，这两个被挤到前后车厢的乘客，就是胃酸，因为胃酸没地儿去啦。所以当您吃得太饱，本来贲门已经关好了，但是胃的蠕动就像是火车在运行中遇到颠簸，没地方去的乘客很可能就被挤到前一节车厢里。门也挤破了，意味着贲门失守了。于是，总有乘客（胃酸）在颠簸中被迫回到第一节车厢——食管。所以，我建议咱们平时不宜吃得过饱。

第二，少喝浓咖啡、少吸烟、饮酒。这些东西就像是胃和食管之间的贲门上的油污，破坏了胃的黏膜层，让贲门失去了自如的开关功能。幻灯片上展示了世界卫生组织的调查，吸烟不仅能直接伤害消化道的黏膜，还能让食管下括约肌压力降低50%，造成炎症刺激。袅袅升起的烟，形成了一个可怕的骷髅形象，恶狠狠地盯着胃，同时用缥缈的一双手，撕开了胃和食道之间的闸门……

如何治疗胃食管反流呢？

我相信不少人有食道反流的情况，但是具体怎么治疗呢？这应该是很多人最为关注的问题。

诊疗是一个严谨的过程，要把它说清楚，需要有导演的才能，学会讲故事。

我的患者朋友小李已经40多岁了，大概在四年前出现了胃痛症状，他并没有在意，后来出现反胃酸，而且出现的频次越来越高，他害怕了，找到我，希望让我诊断一下。那是我与他的第一次见面。我给他做了胃镜检查之后确诊他患有胃食管反流病，而且还患有慢性非萎缩性胃炎。我给他开了抑酸药PPI（质子泵抑制剂，拉唑类，例如奥美拉唑）来抑制胃酸。最初我的计划是最多吃半年就不用吃这个药了。可是，小李的情况很特殊，一停止吃药就出现反胃酸，服药之后胃酸就消失了，如此反复，所以不得不继续服用PPI抑酸药长达三年。在这三年中小李已经对药物形成了严重的依赖，因此胃也受到了影响，经常出现胃酸、胃胀的症状，而且持续的时间很长，他的精神似乎也出现了问题。

当我再次给他诊断之后，我在病历本上写了两个诊断：

中医诊断：胃痛（肝胃郁热，寒热错杂）。

西医诊断：胃食管反流病，慢性非萎缩性胃炎。

考虑到小李已经对药物形成依赖，不能马上停止用药，需要采取一个逐步下台阶的治疗方法，于是我给他开了效力较弱的替丁类药物来代替拉唑类药物。此类药物让胃更容易适应这个变化，也利于机体恢复自身的功能，进而产生正常的胃酸，逐渐恢复正常的消化功能。

当我将治疗的新方案告诉小李的时候，他迟疑了，反问我："我吃药效强的药物都越来越不起作用了，你给我开药效弱的药物，怎么可能治好我的病？"

我说："我给你开的药物各有各的疗效，我想通过这些药物来逐渐恢复你自身的消化功能。只有你自身的消化能力强大了，才有可能摆脱药物。如何才能达到这种效果呢？最好的办法就是中西医结合。从中医的角度来说，这个胃酸来自'肝经火郁'，肝胃郁热而致，主要是由于你的情绪不佳、敏感的性格，还有你遇到事情老着急。肝火犯胃，胃气上逆，出现了反酸，进而脾气虚弱，导致了胃肠动力不足，出现腹胀，时间稍长，还有一些血瘀的征象。'胃不和，则卧不安'，又有失眠的情况出现。"

所以，最终我给小李的处方和治疗方案如下：

处方：连荣六一丸和半夏泻心汤（加或减）

黄连6g   吴茱萸1g   枳实15g   生、炒白术各15g

柴胡12g   黄芩12g   麦冬10g   郁金10g

酸枣仁20g   法半夏10g   夏枯草10g   煅瓦楞20g（先煎）

内金10g   生甘草10g   大枣4枚（掰开）

备生姜3片（每片1元硬币大小）

该处方的主要作用为疏肝清火、寒热平调、健脾理气。

同时，给予H2受体拮抗剂—复方雷尼替丁，1天两次，餐前半个小时服用，不再使用雷贝、奥美、兰索拉唑。

对于食管反流病，中西医的认识角度不同。中医以为食管反流病一部分是肝的问题，主要是由于肝火旺盛所导致，加上患者有常年抽烟的习惯，消耗了脾胃中的阴气。所以，用黄连、吴茱萸来清胃火，促进阴阳的平衡。柴胡、黄芩组合有疏肝的作用，对从源头上抑制肝火有很好的疗效。白术和枳实能够健脾理气，从补和泄的角度进行平衡，促进胃肠的新陈代谢。最后，选用酸枣仁、法半夏、夏枯草等来调整失眠，促进整体的和谐。

中西药同用，还有特别重要的前提：放松心情，并控制抽烟数量，减少到10支/天，多多参与户外运动。当然能够戒烟是最好的情况。

对于长期使用最强的抑酸剂治疗反酸的患者，我们也不能马上把抑酸药停下来，这样不利于长期恢复，而是用逐渐减药的方式进行自身的恢复。

当我再次看到小李的时候，他一改往日的愁云满面，显然开心不少，症状好了大约三分之一。而经过三次复诊，症状逐渐减轻，胃灼热、反酸也没有出现过，第五次治疗，复方雷尼替丁减量改为每天1次了。

这个减药的过程，就相当于扶着小李逐渐下了台阶。用中西医合作治疗的方法，帮助他恢复自身消化功能。减药的过程给困在高处的患者搭建了一个台阶，从质子泵抑制剂PPI到H2受体拮抗剂，同时用中医药给患者拐杖或者扶手，帮助患者走一程，这也是医患共建联盟的作用。面对疾病，医生和患者一起走，逐渐让患者离开医生，从而独立地走在健康的道路上。

在生活中进行自我调理

在我的门诊有很多患者朋友反馈，说自己吃别的食物总是食管反流，不过喝粥时这种情况好像可以减少。但有的患者却说，不能喝粥，喝粥就反酸，他们都向我求证，喝粥对于食管反流究竟是好还是不好呢？

这个不能一概而论。因为不同的粥有不同的营养。喝粥虽然可以养胃，但喝粥不一定就能够治疗反流性食管炎。

喝粥虽然感觉舒服，但是对于胃食管反流病的作用却是负面的，虽然含有五谷杂粮的粥确实可以健脾养胃，但是对于胃食管反流却是有害无益。

如果是消化不良等胃酸分泌不足的患者，喝粥可以开胃，刺激胃酸分泌，补充营养，而胃食管反流病是胃酸过多，喝粥可能会刺激胃酸分泌，而且，流质的食物更容易反流回来。

我们只有选择碱性食物，才能中和胃酸，比如发面馒头，尤其是大碱的，还有苏打饼干，可以作为零食，备在身边。

对于疾病的治疗，我们不仅要学会如何正确服药，更要知道如何预防和养成健康的习惯，而不能完全凭着自我感觉进行治疗，最好去医院让专业医生诊断，然后根据诊断结果进行治疗，这样往往能达到最佳效果。

在我们的门诊还有一些食管反流病患者反馈，自己经常反流，胃酸导致胸腔内灼烧得极为疼痛，严重影响到自己的睡眠，问我有什么可以缓解的方法吗？

现在我告诉大家几种方法供大家参考：

首先，晚饭尽量少吃，但不吃不好。其实，很多患者反流，就是晚上吃得太饱了。吃得太饱也是诱发食管反流的原因之一。吃得太饱晚上反流的次数就增多了，导致夜不能寐。所以我建议患者朋友，晚饭尽量少吃，吃个五六分饱就可以了，而且最好在睡前三四个小时吃饭，避免胃酸分泌过多，在睡觉的时候反流上来。

其次，睡觉的姿势正确与否关系到是否会出现食管反流。我们知道反流上来的主要是胃酸，那么我们在睡觉的时候要保证让我们的胃部舒服。怎么让我们的胃舒服呢？胃在我们人体的左侧，那么我们睡觉的时候最好能够选择左侧卧位睡姿，这样胃的位置降低，有利于减轻胃的压力，有助于减少胃酸的反流。

最后，选择对的枕头，可以预防夜晚反流。我们在选择枕头的时候尽量选择高于胸的枕头，使得食管高于胃部，这样可以起到预防反流的作用。相反，如果枕头过低，或者不枕枕头出现胃高食管低的情况，无疑是创造了反流的条件。但也要注意枕头不能过高，8~12cm便可。

这里重点强调一下食管反流病患者的饮食问题。

从生活中来，到生活中去，要想不再反流，具体的思路是，病从口入，也要病从口出：

吃饭以高蛋白质但低脂肪、易消化的食物为主。吃饭宜适量，不可暴饮暴食。过量饮食会加重胃的负担，引起胃的消化功能障碍，使胃排空减慢。食物停留在胃中，胃内压力增高，食物更容易反流到食管，引起胃灼热、反酸、打嗝、胃胀等不适。吃饭时间应该有时有晌，三餐定时，晚餐时间的选择尤为重要。晚餐应安排在睡前3小时。现代人由于工作关系，晚餐相对丰盛，进食量也相对较大。晚餐时间过晚，睡觉时胃内容物尚不能完全排空，一旦平躺，滞留于胃内的食物很容易反流入食管。临睡前不宜进食。还应避免进食过甜、过咸的食物，尽量减少咖啡、浓茶、巧克力、高脂肪食物的摄入量。

由于个体差异性的存在，不同患者对于同一种食物的反应不同。大部分胃食管反流患者进食过甜的食物会引起胃灼热，但也有个别患者胃灼热时食用甜点后胃灼热的症状才能得到缓解。

所以，咱们自己应该对容易引起胃灼热的食物做个体化记录，避免再次食用相同食物，引起疾病复发。还应当把腰带松一松，通过减轻腹压，来减少胃酸的反流。

04

警惕！幽门螺杆菌这只"紫色大乌贼"

你所不了解的幽门螺杆菌

又到了一年一度的体检季，针对不同人群的需要，各个医院及体检中心设定了不同的套餐，也就是体检项目的组合，满足不同层次人群的需求。人类科技的发展，带动了种类繁多的医学检测，不过面对林林总总的检查项目，普通老百姓很难明白这个上上下下的箭头意味着什么。

现在我和大家要聊的是幽门螺杆菌，英文名字是Helicobacter Pylori，简称HP。当说到这个专业术语的时候很多人不是很理解，它是一种单极、多鞭毛、末端钝圆、螺旋形弯曲的细菌，说得形象一点就像只紫色的大乌贼，这次脑海中有大概的印象了吧？

幽门螺杆菌会引起胃黏膜轻微的慢性发炎，甚或导致胃及十二指肠溃疡与胃癌。幽门螺杆菌是一种螺旋形、微厌氧、对生存环境要求十分苛刻的细菌，环境氧要求5%~8%，在大气或绝对厌氧环境下不能生长。这说明幽门螺杆菌其实还是挺难存活的。

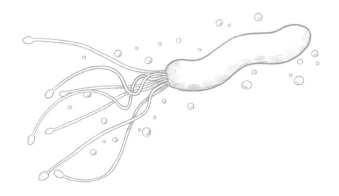

　　一般感染幽门螺杆菌，表现的症状随着患者年龄大小，可能略有不同：

　　小孩子感染了幽门螺杆菌有不同程度的消化不良症状，临床表现的程度轻重不一，且病程迁延。主要表现是反复腹痛，无明显规律性，通常在进食后加重。疼痛部位不确切，多在脐周。幼儿腹痛不仅表现出坐立不安而且正常进食行为也会发生改变。

　　年龄稍微大点儿的孩子感染了幽门螺杆菌，症状与成年人症状有一定的相似之处，经常性上腹痛，出现嗳气、早饱、恶心、反酸等症状。进食硬、冷、辛辣等食物或因气温下降而受凉时，可引发或加重症状。部分孩子有食欲不振、乏力、消瘦及头晕的症状，伴有胃糜烂者可出现黑便。体征多不明显，压痛部位可在中上腹或脐周，范围较广泛。

　　成年人感染了幽门螺杆菌，除了具备年龄稍大孩子的症状之外，还经常出现打嗝、胃灼热、呕吐、口臭、口干、纳差、消瘦、贫血等症状。

一般来说溃疡症状有一定的特点：症状发作有周期性，有季节性。有周期性是说发作和缓解相交替，发作期可为数周或数月，缓解期也一样。季节性是说溃疡病的发作多在秋冬或冬春季之交，可能因为情绪不良或过度劳累而诱发。在溃疡活动期大便呈黑色，表面还有一定的亮度，上腹部可有轻度的压痛，再有一个就是溃疡的并发症——出血、穿孔、幽门梗阻、癌变。

另外，幽门螺杆菌有很强的传染性。根据世界卫生组织的相关数据，世界上有将近一半的人感染幽门螺杆菌，也就是每两人中就有一个幽门螺杆菌携带者。虽然我国目前还没有明确的调查数据，但是根据临床数据推测，也差不多有50%的人感染了幽门螺杆菌。不过很多时候幽门螺杆菌只是个感染源，如果不发病没有其他病毒那么强的传染性；胃癌确实和幽门螺杆菌感染相关，但是能发展成胃癌的不多。所以，知道幽门螺杆菌有传染性的朋友不要紧张，该预防就预防，该治疗就治疗，不要听风便是雨，毕竟最终变成胃癌的患者是极少的。

确定幽门螺杆菌感染很简单

仅仅通过症状判断是否被幽门螺杆菌感染几乎是不可能的——虽然我在上节讲到很多症状，那都是得知感染幽门螺杆菌之后身体的症状。也就是说，你感染了幽门螺杆菌，可能会有这样一系列的症状，而你有这些症状，却不一定感染了幽门螺杆菌。

有一些疾病我们通过望闻问切就可以判断个八九不离十，但是针对幽门螺杆菌感染，我们还需要做严格的体检，根据报告才能下结论。如果仅仅通过问询，如肚子胀不胀？吃下去的东西是不是没消化又拉出来了？是不是经常打嗝？如果你给我的答案是肯定的，在没有体检报告的情况下，我完全有可能判断你患有消化不良，甚至还有可能认为你患有食管反流病，而将最关键的幽门螺杆菌忽略掉，或者对你的病症不能够给出确切的答案。这是因为诊断的类别不同，幽门螺旋杆菌感染是病因诊断，消化不良是症状诊断，这两个并不相悖，而确定病因诊断，需要体检报告。

即便有了体检报告，我们也得根据诊断结果进行不同的分类。其实，幽门螺杆菌是因，而消化不良是果。它们两者可能同时出现，也可能单独出现。

为了确定患者朋友是不是感染幽门螺杆菌，我一般都会让患者定期复查。

幽门螺杆菌的检测方法分为有创检查和无创测试。

经过胃镜做病理检查的都是有创检查，有创的检查有好几种，通常使用最多的是快速尿素酶试验（RUT）。凡是在我们医院做胃镜的患者，常规使用这种方法，已经把胃镜插进去了，顺手就做了这个检测。在报告单上也明确写着检测的方法。在门诊我常能看到兄弟医院的胃镜检测报告单，有的和我们医院的一样，还有就是一些医院的病理报告单上写着WS＋，表明用的是病理组织切片染色的方法。这种方法是有创检查的第二种方法，需要取病理组织进行检测，也是很准确的方法。第三种有创检查的方法就是在胃镜下，取一块胃黏膜标本在微需氧环境下培养，如果发现细菌，则证明是幽门螺杆菌感染，这是检测幽门螺杆菌感染的金标准。但是由于操作不便，我们接受的检测大部分是前面的两种。如果3次幽门螺杆菌根除术还没有杀灭幽门螺杆菌，就需要做一个培养基药敏试验，用多种抗生素进行敏感抗生素的测试，找到最有效的药物，进行再次杀灭。

无创的测试方法主要是指呼气，这是咱们老百姓喜闻乐见的，不用做胃镜。常用的是C13和C14尿素呼气试验（UBT）。对着袋子吹2~3口气就可以了。一般我们在幽门螺杆菌根治术后一个月，选用这个方法进行复查，也是非常准确的方法。

幽门螺杆菌感染的诊断要根据每个人不同的情况，选用不同的检测方法。比如你的情况根据诊疗的望闻问切，视触叩听，需要做个胃镜，那么当然首选尿素酶试验，做胃镜的同时，就一起做了，物美价廉，准确率高。如果是经过两次根除治疗没有杀灭幽门螺杆菌，我们就应该做一个细菌培养，同时做药敏试验，为进一步的治疗方案寻找方向。如果是参加新药的临床试验科学研究，应该选用组织切片染色，确定药物的疗效。如果是复查有没有杀灭干净，或者是临床判断，年轻人症状不重的，避免有创检查而使用呼气试验最有效率了。

不少患者得慢性胃病很多年，用了两种检测相互印证，那应该是确诊了，也是准确的。医学的检验和诊断也是有概率的，虽然很多检测的准确率很高，但都不会是100%。所以只有不断地测试，才能接近事实，得出准确的结果。

幽门螺杆菌会传染给家人吗？

在门诊确诊感染幽门螺旋杆菌的患者问医生最多的一句话是："听说幽门螺杆菌传染性很强，那我每天和家人住在一起，吃在一起，会不会也传染给他们了呢？"

虽然我不能给你百分之百的肯定或者否定的答案，但是传染的可能性还是很高的。

当然，在讲清楚这个问题之前，我们先要搞清楚幽门螺杆菌的传播途径是什么？

幽门螺杆菌的传播方式主要是粪—口传播，即感染幽门螺杆菌病原排泄物，包括呕吐物、粪便，一般通过共食同一种食物、共用餐具、接吻等感染。

另外，婴幼儿也有可能被传染幽门螺杆菌。小孩还没有长牙齿的时候，大人总喜欢自己先尝尝食物，或者自己喝点儿水，再喂到孩子的口中，如果大人已经感染了幽门螺杆菌，那么通过食物和水就传染给了孩子。当然，还有的家长在用奶瓶给孩子喂奶之前，用自己的嘴巴吮吸一下奶嘴尝试温度，也有可能传染给小孩子。

如果某个环境已经被幽门螺杆菌感染，而且这个环境适合幽门螺杆菌生存条件，那么我们接触这个环境的时候就完全有可能被传染。我们都知道幽门螺杆菌喜欢在低温和微量氧气的环境中生存，每个家庭中的冰箱就是幽门螺杆菌的最佳生存环境。如果个别蔬菜、水果或者剩饭中含有幽门螺杆菌，那么我们拿出来再食用就完全有可能被传染。所以，我建议冰箱里的食物拿出来时最好别马上食用，而应当放置几分钟后再食用，因为冰箱外面的温度较高，不适合幽门螺旋杆菌生存，有利于将其杀死。

在我家，俺娘就曾经感染幽门螺杆菌，俺爹就没有，俺爹可是经常吃俺娘的剩饭，那为啥没被感染？这就跟为什么清政府时期有八国联军侵华，而现在有了航空母舰巡弋在南海，就没有人再敢欺负我们一样，只有国力强盛，才不会被欺凌。同理，一个人只有身体好，被感染的概率才会减少。俺爹身体好，经常暴露在被感染的环境中也没有中招。所以，生活在一起，甚至吃一碗饭的确有互相传染的可能，但是这和身体状态也有很大关系。

还有患者特别关心这个问题："夫妻亲密接触的时候，怎么避免传染给对方幽门螺杆菌呢？"

夫妻亲密的时候免不了要亲吻，我们通过幽门螺杆菌的传播途径知道，亲吻也是有可能被传染的，那么最好的办法就是禁止亲吻了。当然做到这点是不可能的。再说了，亲吻有可能被传染，但也不是绝对会传染。我们不能"因幽废吻"吧？这样缺少了很多人生乐趣啊。即便被感染，互相配合治疗，绝大多数都会恢复健康的，所以我们完全不必有过多的顾虑。

"性生活有可能传染幽门螺杆菌吗？"

目前为止没有任何证据，可以证明性生活会传染幽门螺杆菌。有实验曾经对被传染幽门螺杆菌男女的精液和阴道分泌物进行过检查，并未发现幽门螺杆菌，可见性生活是不能够传染的。

所以，我们要过甜蜜幸福的性生活，就不要有太多的顾虑，否则，顾虑越多快乐和幸福就会越少。

预防感染和预防复发最关键

对于不小心感染幽门螺杆菌的患者，治疗之后最担心的是复发；没有传染过幽门螺杆菌的朋友，最关心的是怎么预防，让自己远离幽门螺杆菌。

那么，我从日常生活中幽门螺杆菌的传染途径出发，告诉大家怎样更好地预防幽门螺杆菌的感染和相关疾病的复发：

（1）养成良好的卫生习惯，饭前便后要洗手，洗手要勤一点。

（2）最好能够采用分餐制，碗筷及时消毒，固定使用自己的碗筷，不要用别人的，避免交叉感染。

（3）在饮食方面，尽量少吃腌制的食品，少吃冷藏的食品，因为这些食品有可能已经含有幽门螺杆菌。

（4）如果上腹不舒服，有呕吐物或腹泻物，要及时清理、消毒。

（5）预防不仅是大人的事情，婴幼儿也一定要进行预防。大人给小孩喂食的时候尽量不要口对口，也不要将食物嚼碎再喂到小孩嘴里，小孩的餐具要单独存放，经常消毒。

（6）如果家中有人已经感染了幽门螺杆菌，为根除彻底和避免再感染，治疗时家庭中的其他人员最好也同时检查及治疗，并实施分餐制，以免再度感染。

（7）尽量在家里吃饭，因为外出就餐，外面饭店的环境及食材被幽门螺杆菌污染的风险会增加。

（8）加强身体锻炼。锻炼身体的最大好处，在于增强机体免疫力，这是人体自身的防线，加强自身的防线，就是对于幽门螺杆菌传染最好的预防。

中药可以杀灭幽门螺杆菌吗？

"大夫，我不想吃西药，你给我开的四联疗法我吃过好几次了，能不能吃中药解决幽门螺杆菌感染的问题？"

这是经常遇到的提问。

其实，中西医各有特长，对于应对幽门螺杆菌感染来说，承担的职责不同，我总是举例说，幽门螺杆菌感染的治疗，西药是清除外敌，中药是建设国家，也就是通过中药来改善人体的内部环境，所以要根据具体情况来决定哪支部队出击。中西医相互配合疗效最佳，有些疾病更需要中医和西医双管齐下，才能够达到完美的效果。

对于幽门螺杆菌感染，虽然不少患者朋友觉得中药大都是中草药制成，对身体副作用小，希望能够开一些中药，但就目前临床研究而言，没有任何一种中药可以完全杀死幽门螺杆菌。根据中药药性研究，只有黄连和蒲公英对抑制幽门螺杆菌感染有一定的效果，完全根除幽门螺杆菌感染的药物至少目前是没有的。所以直接针对细菌的治疗，还是要使用国际通行的四联疗法。那么，中药在哪些方面起作用呢？

我们科室作为国家的中西医结合重点学科和国家的临床基地，其中的一项科学研究课题，就是专门针对西药不耐受的幽门螺杆菌感染的患者，这项课题得到了国家自然基金的资助，从课题的结果来看，我们有理由认为，中西医合作的方式更有利于根除幽门螺杆菌，可以增加患者的舒适度，保证依从性。这就回到了一开始的问题，用了好几次四联疗法，还是没有根除，但是症状却越来越多，这时候，就是一边杀菌，一边采用健脾养胃、扶正祛邪的方式，共同面对难治性、反复性强的幽门螺杆菌感染。

那么，西医和中医怎样才能更好地治疗幽门螺杆菌感染呢？

西药治疗方法：

西医疗法主要是三联疗法、四联疗法、序贯疗法。

随着医疗科技的发展，在临床过程中三联疗法采用得越来越少，我就在这里不介绍了，重点先将序贯疗法和四联疗法介绍一下。

序贯疗法要分为两个阶段。

第一阶段（前7天）：

雷贝/奥美/兰索拉唑钠肠溶片，每次1片（每片20mg），每日2次，分别在早晨6点（早餐前）和晚上6点（晚餐前）服用。

枸橼酸铋钾，每次1颗（0.3g），每日2次，分别在早晨6点（早餐前）和晚上6点（晚餐前）服用。

阿莫西林，每次2~4片（总量1g），每日2次，分别在早晨8点（早餐后）和晚上8点（晚餐后）服用。

第二阶段（后7天）：

雷贝/奥美/兰索/拉唑钠肠溶片，每次1片（每片20mg），每日2次，分别在早晨6点（早餐前）和晚上6点（晚餐前）服用。

枸橼酸铋钾，每次1颗（0.3g），每日2次，分别在早晨6点（早餐前）和晚上6点（晚餐前）服用。

克拉霉素分散片，每次2片（总量0.5g），每日2次，分别在早晨8点（早餐后）和晚上8点（晚餐后）服用。

替硝唑，每次1片（总量0.5g），每日2次，分别在早晨8点（早餐后）和晚上8点（晚餐后）服用。

当前最常用的还是四联疗法。

四联疗法的方案：

雷贝/奥美/兰索拉唑钠肠溶片，每次20mg，每日2次，分别在早晨6点（早餐前）和晚上6点（晚餐前）服用。

枸橼酸铋钾，每次1颗（0.3g），每日2次，分别在早晨6点（早餐前）和晚上6点（晚餐前）服用。

阿莫西林，每次2~4片（总量1g），每日2次，分别在早晨8点（早餐后）和晚上8点（晚餐后）服用。

克拉霉素分散片，每次2片（总量0.5g），每日2次，分别在早晨8点（早餐后）和晚上8点（晚餐后）服用。

如果患者青霉素过敏的话，就需要替换青霉素。

青霉素过敏的四联疗法的具体用药方案：

雷贝/奥美/兰索拉唑钠肠溶片，每次20mg，每日2次，分别在早晨6点（早餐前）和晚上6点（晚餐前）服用。

枸橼酸铋钾，每次1颗（0.3g），每日2次，分别在早晨6点（早餐前）和晚上6点（晚餐前）服用。

替硝唑，每次1片（总量0.5g），每日2次，分别在早晨8点（早餐后）和晚上8点（晚餐后）服用。

克拉霉素分散片，每次2片（总量0.5g），每日2次，分别在早晨8点（早餐后）和晚上8点（晚餐后）服用。

"甫寸清幽汤"——幽门螺杆菌感染中医治疗方法：

茯苓15g　　桂枝10g　　炒白术15g　　苍术10g

厚朴10g　　柴胡12g　　黄芩10g　　陈皮10g

党参12g　　法半夏6g　　枳实10g　　砂仁6g

淡竹叶10g　　荷叶10g　　砂仁6g　　炙甘草6g

14~28剂水煎服，疗程2周到1个月，具有温脾化湿效果。以苓桂术甘汤和柴平汤加减。

这里面，小柴胡汤和解少阳，畅达气机，茯苓、炒白术是健脾利湿的君药，桂枝性温，可以温化水饮。平胃散用苍术、厚朴、陈皮共同来理气燥湿，协助上面的君药让身体内的湿气干燥下来。淡竹叶、荷叶可以化解身体的水汽，砂仁增强胃肠动力并健脾养胃，和炙甘草一起来调和诸药，起到沟通协调的作用。

这些药合起来就可以健脾温阳利湿，并能够增强胃肠动力，改善消化不良，并帮助改善菌群。

05

我来告诉你，做哪种胃镜最舒服

医生我可以不做胃镜吗？

我们都知道，到目前为止做胃镜是消化科最常用和最有效的检查手段。可是当我让患者做胃镜的时候，患者往往心里就发怵，哀求我："医生，我可以不做胃镜吗？"

不行。其实，我也不想让患者朋友做胃镜，不到万不得已的情况下，我是不会让患者做胃镜的。当然，我也理解患者怕做胃镜的原因。想象一下，一根管子从喉咙伸进去，一直伸到胃里面，那是多么难受的一件事情，随着管子的蠕动，触动咽反射，随时都有可能呕吐出来。身为医生的我都有点儿害怕，尤其刚刚从医的时候，现在相对好一点了。不过，我的一些同行，为了更加真切地了解做胃镜的感受，给患者提供更舒适的服务，竟然自己给自己做胃镜，对这样的同行我是顿生佩服。

既然做胃镜是最有效的了解消化道的手段，那么，我劝患者朋友，不要有抵触的心理，医患互相配合才能使检查更加详细、更加到位，才能实现准确评估。如果检查不到位，有可能花费很多的金钱不说，自己还得忍受更多的痛苦。

另外，我也给准备做胃镜的朋友几点建议，这样能够提高我们做胃镜的效率。

一般做胃镜之前医生都会叮嘱患者，早晨不要吃东西，要空腹做胃镜。那么，我们就不要吃食物，空腹来做胃镜，这样既有利于抽血检查，还能让化验结果更加准确，医生判断更加精准。

很多患者生病了却不去医院，真正的原因是什么？就是担心花钱及怕麻烦。于是，小病拖成了大病，大病拖成了癌症，甚至拖垮了自己的身体，到那时花钱的地方可能就更多了，而且还很痛苦。所以，定期去医院体检，做好身体的维护，很重要。

医生在临床给患者看病的时候，原则是选择性价比最高的检测项目，权衡利弊，能节省就节省，但是该做的检查必须做，这是一个医生的责任和使命。就拿做胃镜来说，患者经常问，能不能先不交胃镜的钱呢？患者担心万一抽血不合格，胃镜就做不了了。这是完全可以的。多年的经验告诉我，抽血不合格这样的概率是很小的。如果抽血化验合格了，你还要挂号，再次缴费，还得预约，甚至人多的时候还得排队，这样不就更麻烦了吗？即便化验结果不能做胃镜，那么，退费也很容易的。所以，患者不要担心提前缴费了退费的时候手续麻烦。

另外，并非所有得肠胃病的人都得做胃镜，有些人即便想做胃镜也不适合做。建议做胃镜的条件：年龄在40岁以上；肠胃出现病症，而且反复发作已经超过半年；直系亲属有消化道病史；进食困难，日渐消瘦，并且消化道还有出血现象；身体内部肿瘤标志物变得异常，且有快速升高的迹象，在复查的时候出现明显的不正常……

一般出现以上几种情况都是需要做胃镜进一步检查的。当然，每个人的体质和病症都是不同的，最终做不做胃镜还是需要听医生的，医患协商，最终决定。

我只想做那种无痛的胃镜

随着现代科技的发展，胃镜也越来越先进，管子也越来越细，很多医院已经开展了无痛胃镜，还有鼻胃镜，大大减轻了患者做检查的痛苦。当然，我们还特别期待胶囊胃镜的进一步发展。

相对于普通胃镜，从口腔咽部插管子，容易产生咽反射的呕吐，鼻胃镜由于是从鼻子插进去的，可以有效地减少咽部的刺激症状，避免过多刺激咽部，称之为"经鼻胃镜"，亦称"超细胃镜"。其特点为镜身超细，鼻胃镜直径很细且非常柔软，经鼻腔进入消化道减少了对咽喉部的刺激，可大大减轻患者在做胃镜检查时的不适与痛苦，而且，在插入鼻腔前对鼻腔黏膜的局部麻醉可以使患者没

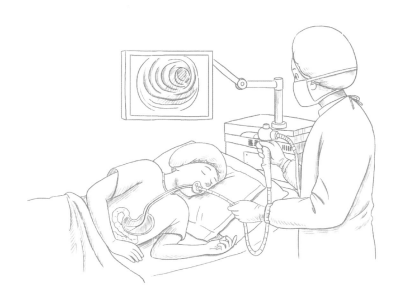

有鼻腔的不适感。可以说，经鼻胃镜检查技术是接近于无痛胃镜检查的"舒适胃镜"检查技术。

做经鼻胃镜对患者来说减少了不适和疼痛，对医生来说也有很大的好处，经鼻胃镜与普通胃镜没有什么区别，患者配合更好，医生比较轻松，而且有充足的时间对胃病变进行观察，找到最终的病因。否则，做普通胃镜患者疼痛难忍，或者不适，发出声响，或者移动身体，不仅增加了医生和患者的紧张程度，也不利于医生详细检查。

当然，每个检查都有适应人群和禁忌人群，经鼻胃镜检查的并发症很少，但却不是人人适用。做过鼻腔手术等患者要谨慎使用，慢性鼻炎及一些鼻中隔严重偏移，鼻腔狭小患者也不适合做经鼻胃镜检查。

还有一种胃镜很舒服，就是无痛胃镜，但是这种胃镜是建立在麻醉的基础上。说白了就是在做胃镜之前，给患者打麻药，使得患者处于麻醉的状态，这样做胃镜就没有痛苦了。虽然患者不会有痛苦，但是也有一定的风险。在给患者打麻药之前，需要进行充分的评估，体质不同、病症不同，不见得每个人都适合做无痛胃镜。医生需要对患者的现在病史和既往病史做详细的了解，还要将可能的风险告诉患者和家属，把风险降到最低。

科学的发展，为医疗的发展增添了很多便利，但并非就没有风险。针对无痛胃镜来说，为保证麻醉医生为患者提供安全、有效的治疗，很多地区制定了相应的麻醉质量控制标准以保证麻醉的质量和安全。这些新的行业标准及今天复杂的监测仪和麻醉设备，与不断发展的医药技术一道使患者的生命更加安全。

现在流行一种新潮的做胃镜方式，就是胶囊胃镜。患者只要吃一颗胶囊，胶囊进入到胃内就可以检查胃部的病变。之所以能够达到这种效果就是因为胶囊中安装了摄像设备，可以将胃部的病变拍摄下来，传输到电脑之中，医生根据传输回来的数据和照片等，对患者的病变做出精准判断。胶囊胃镜最大的好处就是整个消化道的信息都能够看到，劣势就是价格昂贵，传输回来的照片清晰度不是很高，另外，无法进行病理组织的钳取，不能将病症组织提取出来，让医生在电镜下进一步检查……

无论哪一种胃镜都有利有弊，医生在做胃镜之前需要根据患者具体的身体素质和病症进行分析，然后与患者进行协商，最终采取双方都可以接受的检查方式。

胃镜检查全程引导攻略

有医生认为做一次胃镜相当做了一次不小的手术，的确如此。那么，对患者来说，既然是手术，那就不能马虎，需要在做胃镜的前、中、后做好充分的准备工作，这样不仅有利于医生的诊断，也有利于患者的治疗。否则，患者不仅要忍受当下的痛苦，还有可能留下后遗症。

下面我针对做胃镜的前、中、后三个阶段，进行一个详细的分析：

第一阶段，胃镜检查之前。

做胃镜前至少6个小时不要进食，如果是幽门梗阻者应该禁食至少2天。如果患者做了钡餐检查，就不要着急做胃镜，等钡剂排空再做胃镜。那么，怎么算钡剂排空？就是当你大便的时候，大便之中不再有灰白色的钡剂。即便这样也不适合立马去做胃镜，而是延迟至少3天再去做。如果患者正在服用阿司匹林、华法林等药物，就需要停止服用这些药物，至少5天之后再做胃镜检查。如果已经预约好了做胃镜，那么，做胃镜的前一天晚上12点之后，就不要再喝水，在早晨做胃镜之前不要吃任何食物。

做胃镜之前，要对患者是否对麻醉药过敏有一个详细的了解，选择患者和医生都认可的麻醉药。正式做胃镜前15分钟再使用麻醉药。

第二阶段，胃镜检查之中。

在将患者推进检查室之后，一定要松开患者的领口和腰带，取下眼镜和假牙，最好让患者左侧卧躺着，并一直保持这个躺姿别动，尤其当管子插入咽喉的时候，更不能晃动身体，否则有可能损坏镜子，进而伤害到内脏。此刻，尽量减少口腔的呼吸，要用鼻子呼吸，或者仰起头，张大嘴巴呼吸，这样还方便管子的插入。这个过程要避免患者被口水呛着。

一般在这个时候，我们都会为患者提供一个口腔咬合器，目的是防止不自觉的咬合，也避免对牙齿产生伤害，因为当有一根软管进入口腔时，患者一般会不自觉地咬紧牙关。

胃镜进入到咽喉之后，刺激感会让患者出现恶心、干呕，甚至还有腹胀、腹痛的症状，这些都是正常的，作为患者一定要忍住。万一，我说万一患者疼痛难忍，一定通过手势告诉医生或者护士，以便他们采取必要的改进措施。

胃镜进入体内主要经过三个狭窄处：

第一狭窄处，食管起始处，距门齿约15cm，6颈椎体下缘。

第二狭窄处，食管在左主支气管后方与其交叉处，距门齿约25cm，4、5胸椎水平。

第三狭窄处,食管通过膈食管裂孔处,距门齿约40cm,10胸椎水平。

狭窄部位是异物易滞留和食管癌易发部位。一方面我们在这里方便提取病理组织;另一方面,我们需要配合医生做胃镜检查,如果病人不配合,往往在这些狭窄部位容易发生意外。

第三阶段,胃镜检查之后。

当胃镜退出来之后,咽喉受到刺激依然会有口水,要将其吐出来。另外,退出胃镜之后,在一段时间内会出现腹胀、打嗝、胃灼热等症状,还有一些人咽喉受到麻醉药的刺激,总感觉咽喉有异物,抑制不住想咳嗽,这些都是正常的现象。

在胃镜退出来之后,麻药的药性还是会持续一段时间,这个阶段最好不要进食,避免食物进入气道。另外,在退出胃镜一个小时之后可以适当饮水。

很多时候,我们为了更加详细地检查患者的病情,会从胃部取出一些组织,虽然伤口不大,但毕竟是个伤口,可能会出现出血的情况,这个没有关系,只要在检查之后推迟进食的时间就不会那么痛了。比如胃镜检查结束,两三个小时之后喝点儿凉白开,或者温水,忌讳喝太冷或者太烫的水,甚至有刺激性的饮料等。这个时候也可以进食,但是不要吃过于坚硬的食物,可以喝点儿这样软一点儿的食物,避免对胃部造成二次伤害。

有些患者在做了胃镜之后,依然出现咽喉痛、胃部不舒服的情况,只要不影响饮食,一般四五天之后就恢复正常了。如果不舒服，可能是自己胃肠太敏感，要及时地咨询主治医师，评估状态。

附录　肠镜检查的注意事项

结肠镜检查适应证	·原因不明下消化道出血，包括明显出血或持续隐血阳性者 ·腹痛、里急后重、黏液血便、大便习惯改变、慢性腹泻、便秘、排便困难、贫血、不明原因的体重减轻、乏力 ·大肠癌手术后随访，大肠息肉摘除术后随访，对某些癌前病变做定期防癌随访，药物疗效观察随访 ·40岁以上、男性、有大肠癌家族史者
结肠镜检查禁忌证	·肛管直肠狭窄，肠镜无法插入者 ·有腹膜刺激症状者，如肠穿孔、腹膜炎等 ·肛管直肠急性期感染或有疼痛性病灶，如肛裂、肛周脓肿等 ·各种急性肠炎、严重的缺血性疾病及放射性结肠炎，如细菌性痢疾活动期、溃结急性期，尤其暴发型者 ·妇女月经期不宜检查，妊娠期应慎做 ·年老体衰、严重高血压、贫血、冠心病、心肺功能不全者 ·腹腔、盆腔手术后早期，怀疑有腹膜炎、肠穿孔、肠瘘或广泛腹腔粘连者 ·小儿及精神病患者不宜施行检查，若非做不可，可考虑在麻醉下检查 ·白蛋白过低，严重营养不良 ·腹主动脉瘤
结肠镜检查困难人群	·过于消瘦者、老年人——肠道张力差 ·过于肥胖者、腹部大者——肠腔宽大，缺乏支点，套叠不好，用镜多 ·腹部、盆腔手术史致腹腔广泛牵连者 ·长期顽固便秘者 ·耐受性差者 ·严重结肠黑变病者

结肠镜检查前的饮食规定	24 小时前低渣饮食：
	·土豆、豆腐、豆浆、豆腐脑、菜汁、蛋、粥、烂饭、面包、软面条、饼干
	·切碎制成软烂的嫩肉、动物内脏、鸡、鱼等
	·去皮质软的瓜类、胡萝卜等
	限用食物：
	·各种粗粮、整粒豆、坚果、油炸油腻食品
	·刺激胃肠道的食品：辣椒、胡椒、咖喱等
	·含纤维素的食物：叶类蔬菜、苹果
	·带籽的水果和食物：西瓜、葡萄、火龙果、猕猴桃
	·颜色混淆的食物：番茄、西瓜、毛血旺、果冻，有色饮料、奶及奶制品
结肠镜检查前的清肠准备	清肠目的：
	·肠道内清洁度高，可为检查医师提高视野的清晰度；保证检查过程安全、顺利，减少检查时间，减少患者痛苦；减少误诊、漏诊,提高诊断准确性。目前，口服泻药是临床上最常用、最可靠和最安全方法之一
	清肠方式：
	·聚乙二醇电解质散（舒泰清）口服后几乎不吸收、不分解、不代谢；有效锁住水分，刺激肠蠕动，冲刷灌洗肠道，引起水样腹泻以清洁肠道；内含有与肠腔内环境相似的电解质成分，更接近结肠生理环境维持清肠前、后体水和电解质平衡；肠道清洁度高，失败率低，不良反应少，依从性高，基本满足理想肠道准备要求：
	（1）服用时间 / 方法：检查前一日晚餐后（18～19 时）服 2 盒，当日晨起 4~5 时服 3 盒，共 5 盒。1 盒（6 袋 A 剂 +6 袋 B 剂）溶于 750ml 温水中，每 30 分钟服 750ml。服用期间，来回走动，轻揉腹部，加快排泄
	（2）终点：排泄 5~8 次后，呈无色或黄色透明水样便时服药即终止
	（3）清肠后应严格禁食。聚乙二醇电解质 + 西甲硅油、橄榄油等，可进一步改善肠道环境，减少泡沫形成、提高可见度，或减少液体摄入量及提高右半结肠清洁度等
	注：循环功能不稳、消化道穿孔、憩室炎、肠梗阻者不宜清肠

06

好的调养胜过一切好的治疗

这叫我怎么开口说才好呢？

走在去23床查房的路上，我头脑中一直在演着电影，想象着自己能不能做好导演和男一号。

病理报告赫然在目：印戒细胞癌。恶性程度很高。

B超和CT报告显示癌细胞在腹腔内多处转移，这也解释了患者为什么一直在腹胀。

56岁的老爷子，正处于现代社会的中老年时期，而这个结果首先击碎了家人的心。

儿子带着哭腔对我说："还是不说吧！大夫，你根据他的病情给他一个不太严重的诊断，我们不想让俺爹知道了。"

儿子话没说完，眼圈已经红了。

说还是不说，是摆在癌症家属面前的一道难题。对于医生来说，这样的场景司空见惯。无非是运用医学知识，来进行合情合理的掩盖，做好导演和男1号。

回忆着刚才在医生办公室的场景，我已经走到了23床面前，这时候老先生的微笑，让我想起来在日本学习的岁月。

在日本学习时期，带教的老师，得到医学的结果总会专门和患者进行沟通，而癌症只是疾病的一种类型。

回到国内的诊疗，一时间也让我困惑，曾经想过，如果是自己得了绝症，究竟是糊里糊涂地活着，让人哄着，还是知道结果，惶惶不可终日，抑或成就一番励志的演说和事迹。我也很难说清楚。

在没有清楚之前，我还是顺从家属的意见，给老张编了一个消化性溃疡的诊断："老张，别担心，就是胃和小肠有了溃疡，消化不了里面的食物，所以有点堵上了，别担心，好好吃药就会好起来。"

老张紧绷的脸立刻舒缓了，微笑说："听了大夫这话，我就放心了。"

罪恶感和成就感瞬间齐头并进升上我的心头，胸襟中的感觉极其复杂和微妙。我尽量不去看老张的眼睛，而是伏下身子，给老张摸摸脉，告诉他，挺好的，一切都在恢复中。

此刻，让我不禁想起一句歌词：总是幻想海洋的尽头有另一个世界……说着言不由衷的话，戴着伪善的面具……听见水手说，他说风雨中这点痛算什么，擦干泪，不要怕，至少我们还有梦……

我的老师教导我，对于肿瘤患者，特别是胃癌患者来说，不同的类型，我们还有不同的治疗方案。

中西医合作的诊疗方案包括：

第一种类型，如果患者的癌细胞没有转移，并且有手术治疗的机会，那么，我们中医会积极地与外科联系，因为可以彻底治愈胃癌的只有手术切除。

第二种类型，如果已经转移，或者是失去了切除的机会，那我们要看这种胃癌肿瘤的类型可不可以进行化疗和放疗，同时用中药来缓解放化疗的副作用，延长生命。

第三种类型，如果失去了切除根治的机会，放化疗的效果也不好，而患者没有放弃自己，那么，这时候，我们就要给予患者——希望。

这时候，我们所做的一切，都是为了希望和梦想。"他说风雨中这点痛算什么，擦干泪，不要怕，至少我们还有梦……"

影视剧《心术》中，医生之间的对话，是在纠结开不开刀。实际上，我们用刀治疗的不是患者的身体，而是他们的心理和灵魂。我们开出的没有疗效的处方，就是"导演"和"演员"之间最重要的道具，它给予患者希望，也给予医生希望。

我握着老张的手，用力捏了捏他的骨头，手心的温度在传递。我又朝床旁的家属点点头，儿子迷惑和呆滞的目光，也似乎一下子有了灵气。此时有一股暖流，通上了我的心头。

好好休息，明天会好的……

谁才是肿瘤癌症患者的守护神？

下班的途中，周阿姨用微信对我说："李大夫，你上次开的处方超赞，我父亲的肺部积液也吸收了，真是太神奇啦！你看看这个片子。"

果然，虽然癌肿还在，但是感染少了很多，最关键的是，整个人饮食好了，大便通畅，可以下地走路了。

门诊经常遇到肿瘤患者，他们总是在每个阶段寻求中医汤药的治疗。其实，不论是消化道肿瘤，还是其他肿瘤，消化医生的汤药是非常重要的事情。对于所有肿瘤患者来说，消化科大夫都是他们的守护神。

为什么我会这样说呢？

我们先来看一下肿瘤患者的需求：

第一，说起来容易，做起来却很难。

随着现代科技的发展，很多时候患者的肿瘤可以根治。根治面临着手术或者放化疗，我们先来看手术治疗，对于一个需要手术的患者来说，无论哪里的肿瘤，手术治疗都是可以根除肿瘤的手段，但治疗起来，可不是说说这么简单。手术会带来多重的影响，比如术后抗生素的使用，比如手术前后，医生称之为围手术期的心理变化及对饮食的影响。对于患者来说，这时患者会感到非常害怕和痛苦，如果及早使用中医汤剂的治疗，就可以有效地缓解紧张，以及对抗手术带来的不良反应。再拿放化疗来说，就是两个词说三遍，恶心呕吐，恶心呕吐，还是恶心呕吐。随后就是消瘦，身体免疫力下降。无论是手术还是放化疗，在根除肿瘤的同时，也会对自身造成一定的损伤，这个和治疗是相伴的。

也就是说，前线要打仗，后勤要跟上，没有后勤的话，前线的进攻也会掣肘。就像诸葛亮六出祁山，为啥没有成功呢，就是后方供给没有做好。对于肿瘤的治疗，根除切掉最重要，然而，围手术期的饮食和正常生活，也同样需要中医消化内科做出有力保证。

对于围手术期的患者，我们通常选用中医经典方剂八珍汤和逍遥散来健脾益气、补养气血和疏肝理气。

"甫寸抗肿瘤1号方"：

炙黄芪30g	当归10g	茯苓15g	川芎6g
白芍12g	太子参15g	陈皮10g	炒白术15g
柴胡12g	干姜6g	黄连6g	厚朴10g
枳实12g	菟丝子15g	砂仁6g	炙甘草10g

对于围手术期的肿瘤患者，最重要的就是补养身体的气血，用黄芪和八珍汤气血双补，心情的调摄，选用经典的逍遥散，同时加用黄连、厚朴，化湿理气，用菟丝子，补肾养血。各不相同的中药进行有效的组合，形成一个对付肿瘤围手术期的方案。我们称之为"甫寸抗肿瘤1号方"。

第二，要有与肿瘤和平共处的心态。

对于不少肿瘤患者，在得知被肿瘤攻击的时候，已经没有办法手术了，要不就是有肿瘤的地方太多，要不就是已经转移，要不就是和重要脏器离得太近，所以，只能通过放化疗解决，甚至放化疗都已经没用了。那这个时候怎么办？不是一句"滚蛋吧，肿瘤君！"就能解决的。

面对这种情况，最重要的就是，和肿瘤和平共处，建立一种新的秩序，尽量延长生命，并在可能延长的生命里，生活得更好，提高生活质量。

在健脾益气、补肾养血扶正的基础上，医生也会派出抗肿瘤的"特战部队"，对肿瘤进行防御。如果说手术是我们对肿瘤作战的进攻，那在这个阶段，我们的主要方向就是防御了。

"甫寸抗肿瘤2号方"：

炙黄芪50g	当归10g	茯苓15g	川芎10g
白芍12g	党参15g	炒白术15g	半枝莲15g
柴胡12g	露蜂房15g	山茨菇10克	枳实12g
砂仁10g	菟丝子15g	炙甘草10g	白花蛇舌草15g

一边扶正，一边驱邪，面对身体内"国破山河在"的情况，我们只能维持治疗。在补益气血的同时，进行有限的抗肿瘤治疗。但这里面最重要的就是，在敌人大举进攻之前，守住自己的阵营，并且能够运转正常。所用的汤药，我称之为"甫寸抗肿瘤2号方"。

总之无论哪种情况，对于患者和消化科大夫来说，最重要的就是：吃得好，睡得香，排便好。我们努力的方向也是这个。把问题简单化，是医患共同追求的目标。

肿瘤康复综合调护办法

（1）根据自己的经济实力，选择一个郊外的空间，定期约朋友聚会，学会创造开心快乐。

（2）找一个环境好的地方，包一处院落，呼吸着新鲜空气，种种花，养养鸡鸭，过一种慢节奏的生活。

（3）时常到户外，看看鸟语花香，静静地读一本书，每周1次即可。

（4）按照之前制定的处方，甫寸抗肿瘤1号方和2号方，定期复查和服药。

（5）写一本日记，或者读书笔记，分享给和你聊天的人。

对于不少已经罹患肿瘤的人，可以按照甫寸肿瘤康复综合调护单元进行治疗，还可能创造出生命的奇迹。对于没有肿瘤，想预防的人，可以去掉服用处方，其他的同样执行即可。

不敢说这样的方案包治百病，但是却可以说对预防肿瘤发生还是有一定的效果的，不信你就试试看。

最头痛的婴幼儿问题，也有轻松的治疗方法

第五章

01

咳嗽的是孩子，心痛的却是父母

为什么小孩容易咳嗽？

陈某带着自己的儿子小飞走进了我的门诊。告诉我小飞今年9岁了，总爱咳嗽，而且每次吃饭的时候只吃一点儿饭就饱了，想让我具体诊断一下，看孩子哪里出现了问题。

还没有等我回应对方，陈某便问："小飞是不是积食呢？我听别人说积食可能导致脾胃不好，而咳嗽就是脾胃不好引起的。小飞的脾胃确实不好，李大夫请你帮小飞调理一下……"

陈某正在说着，小飞又咳嗽起来……

由于咳嗽，孩子小脸通红，但却没有听到咽喉有呼噜呼噜的声音。

我便问："应该咳嗽的时间很长了吧？"

陈某说："至少有两个多月的时间了。之前没有太放在心上，而且只是偶尔咳嗽，有时候半夜会咳嗽醒来，但后来有些严重，经常咳嗽到上气不接下气，甚至咳嗽得将吃下去的食物都吐出来。他也去了不少的医院，看了不少的医生，吃了不少的中药和西药，但咳嗽的情况没有丝毫的缓解，甚至越来越严重，而且总是反反复复，让我不知所措啊！"

我正在分析小飞的病情……

陈某又说："你一定要给我的孩子好好看一下，我可是熟人介绍来的，我听说他们班级有同学的肠胃不好，就是你给调理好的。那你也可以给我们小飞的脾胃调一调，我觉得只有这样才能将他顽固性的咳嗽彻底治疗好！"

说真的，我很感谢那些信任我的朋友，正是这份信任，使得患者更加配合我的工作，也正是这份信任，使我更加自信。这样不仅能顺利地将患者的疾病治疗好，而且患者朋友还会把我推荐给更多的病人，这也使我肩上的责任更重了。

五脏六腑皆令人咳，非独肺也

早在远古时期，黄帝和岐伯就在朝堂之上讨论过咳嗽的原因，得出的结论是："五脏六腑皆令人咳，非独肺也。"这句话也成为中医界的名言。

到了清代，沈金鳌则笑眯眯地捋着胡子，教诲他的学生："肺不伤，不咳；脾不伤，不久咳；肾不伤，火不炽，咳不甚。"你知道什么意思吗？

回到现代，在中医药大学附属医院的临床教学过程中，对用参苓白术散和小柴胡汤而痊愈的咳嗽患者，老师做了梳理。五行对应五脏，母病及子，那么也有子盗母气。咳嗽肯定和肺相关，肺逃脱不了干系。然而，人体的内部是一个整体，彼此的关系非常重要，这就像一个公司，各个部门相互制约。肺和脾是金和土的关系，五行相生相克，才会运转正常，如果一脏有病，也会牵连其他脏器。土生金，土为金之母，金有了问题，也会子盗母气，对脾造成影响。这里面的关键问题是，咳嗽时间长了伤及脾胃，会进一步导致肺气的不足。

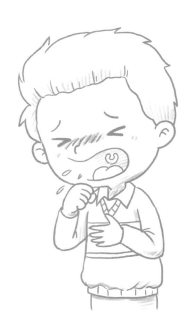

可见，无论是古人还是现代人，对咳嗽都有着深刻的认识。咳嗽的时间长了，或者说久治不愈，不能简简单单认为是肺的问题了，因为脾不伤，不久咳。

根据陈某对儿子病情的描述，我判断一定是伤到了脾胃，或者说，原来脾胃就不足，肺脾同时虚弱。

对于西医来说，咳嗽日久也不再是咳嗽的事情，而是"咳嗽变异性哮喘"。"咳嗽变异性哮喘"是由气道痉挛而出现的情况，此时患者不能再使用抗生素，而应服用有助于舒缓气道痉挛的药物。

中医认为要健脾养阴，培土生金，来治疗咳嗽变异性哮喘。

这时候我往往选用的止咳方是：人参败毒散。这个方子，称之为败毒散，其实里面清热解毒类的药物并不多，而是以四君子打底，妥妥的健脾药。

用这个方法，我在消化科门诊治好了很多小朋友的咳嗽。

对于小飞久治不愈的咳嗽，我依然采用这个方法。这个方法不仅效果明显，基本上都是三服药就痊愈，而且花费极少，不到60元就可以搞定。

可能我这样说很多人不相信，甚至会问，有这么神奇的药物吗？有这样好的大夫吗？当然有。不是所有的药物都能立即见效，正经的大夫也没有敢打包票的。这是用这个方法治疗小朋友的久咳不愈，八九不离十能治好。

当然，"药到病除"的治疗方法，仍然需要患者与医生正确沟通，这样便于医生准确地辨证和开处方。

儿童长时间咳嗽的治疗方法

我给小飞开了处方，经过短短3天的治疗，陈某说儿子咳嗽的频率已经减少一半，尤其夜间孩子可以睡个安稳觉了。复查的时候，我又给他开了5天的药物。后来，小飞的咳嗽基本止住了。看到儿子病情好转，陈某的脸上也露出了笑容。

我也不绕弯子了，我将治疗小飞咳嗽久治不愈的处方告诉大家，希望对大家有用。

当然，要用这个处方，还得符合以下几个基本条件：

（1）咳嗽已经超过1个月，依然没有痊愈的迹象，尤其白天症状较轻，夜间咳嗽较为严重，甚至咳嗽到呕吐。

（2）患者表现出的症状就是咳嗽，不发热，也没有痰，或者有极为少量的痰。

（3）除了咳嗽之外，患者还伴有消化不良，或者是便秘的情况。

治疗久治不愈的咳嗽，不是简单治疗肺，而是运用肺脾同治的方法——可以采用"甫寸健脾养阴治咳方"，专治儿童久咳不愈。

"甫寸健脾养阴治咳方"：

太子参15g	茯苓15g	枳壳10g	桔梗10g
柴胡12g	前胡12g	羌活10g	乌梅10g
川芎6g	薄荷6g	麦冬10g	枇杷叶12g
陈皮10g	莱菔子12g	芦根20g	炙甘草6g

煮水代茶饮3天。

当然，还要看具体情况，观察3天，如果没有任何好转，甚至加重，建议及早去医院就诊，进行重新评估。

调整消化功能可以治疗肺部疾病，是中医"培土生金"原则的运用。我们认为土生金，补脾胃可以治疗肺部的疾病，那么调整脾胃，是否可以治疗其他疾病呢？

这个答案是肯定的。黄元御在《四圣心源》中就提道："土枢四象，一气周流。"

曾经有个病人小兰，因为不孕的问题来找我，希望我通过调理她的脾胃，助她怀孕。后来，在我的慢慢调理之下，她的脾胃好了起来，也顺利怀孕了，就是因为"土御四象，一气周流"，这是脾胃和肾、子宫的关系。

还有病人老杨，因为脾胃不足，营养代谢不好，出现了代谢物质堆积，患上了口腔溃疡，后来在我的调理下很快恢复了健康，减少了复发。

至于我在门诊中遇到的皮肤痤疮的患者，通过调理脾胃而治疗好的，更是不胜枚举。"胃不和则卧不安"，通过调理胃来治疗神经系统失眠的人更是不少。

这都是通过调理脾胃与其他脏腑的关系而治疗的疾病，找到疾病的根本，才是解决这些问题的关键，要不然，只是扬汤止沸，不能釜底抽薪，断掉病根。

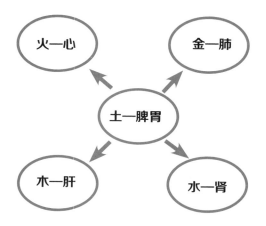

　　当然，问题的关键也是比较难理解的一点：中西医对人体的划分是不同的，脾胃中的脾，在西医看来，就是一个藏血的脏器，有形有实，而中医认为脾就是消化系统的原动力，大致相当于消化系统，包括胆囊及部分肝脏和胰腺的作用。可见，中西医的"脾"寓意是不同。

02

加油，使劲加油！你的便便露头啦

消化不良是便秘的主因

我们在养育孩子的时候，不是担心孩子吃不饱，就是担心孩子穿不暖，为此没有少挨家中老人的批评，他们经常挂在嘴边的一句话就是：要想小儿安，三分饥与寒。什么意思呢？就是说如果我们要想孩子健健康康不生病，就不要让他吃得太饱，穿得太暖。

婴幼儿消化系统的发育非常重要，由于婴幼儿的成长对于消化系统的影响都潜移默化在胃口上，所以，正确的喂养对于婴幼儿及儿童的消化功能具有重要的意义。

我国儿科患者中功能性消化不良（FD）的发病率尚无规范统计，但已经成为儿科消化门诊常见的就诊原因。这是一个慢性的疾病，但是影响深远。

对于主诉表达清楚的大一些的儿童（≥4岁），可以参考成人进行诊疗，按照《罗马Ⅲ》（一本关于功能性胃肠病的研究书）标准，并根据主要症状的不同，将功能性消化不良分为餐后不适综合征（表现为餐后饱胀或早饱）和上腹痛综合征（表现为上腹痛或烧灼感）两个亚型。

具体治疗方法也可以参考成人的消化不良进行诊治。

那么，导致婴幼儿便秘有哪些原因呢？

目前认为婴幼儿便秘是多因素综合作用的结果，如胃肠运动功能障碍、内脏高敏感性、胃酸分泌异常、幽门螺杆菌感染、精神心理因素等。最主要的是两个原因：先天和后天。先天就是遗传的因素，爹妈给的体质，这个没法改变。后天是指后天养成的习惯和家长息息相关。

比如说，看到孩子不吃饭，就追着使劲儿喂，孩子边跑边在不断的威逼利诱中吃一口；有的家长太溺爱孩子，孩子想吃啥就给他买啥，使孩子变得肥胖；零食吃得太多，到吃饭的时候孩子啥都不想吃。这些习惯都是婴幼儿及儿童消化不良的真实原因，对于再大一些的孩子，我见到的最主要的病因就是家长对孩子干涉太多，儿童总处于压力的状态，导致身体内的激素分泌失调，影响胃肠功能导致消化不良。这个原因比较隐秘，但是确实在我的门诊较为常见。

中医有一句常用的话："宁治十男子，不治一妇人，宁治十妇人，不治一小儿。"这说明了小儿诊疗的艰难。小儿称之为哑科，很重要的问诊无法实现，只能凭借"望、闻、切"的反馈进行诊断和评估。当然，2岁以上的儿童就好一些。

另外，儿童生长发育快，用药后的反应也快，所以，疾病的变化尤其迅速。

怎么判断儿童消化不良

小孩子便秘的直接原因就是消化不良。

判断小孩是否消化不良，一看外表就能够看出来。比如，小孩不想吃饭，面黄肌瘦，而且身体单薄，甚至偏瘦，这些都是消化不良的表现。

当然除了外人一眼能够看到的，还有一些症状，小孩自己感受最深刻。比如，上腹痛、腹胀、胃气胀、早饱、嗳气、恶心、呕吐、上腹灼热等。这些症状持续存在或反复发作，但缺乏特征性，并且这些症状极少全部同时出现，多出现一种或数种。确定没有其他因素导致这些症状的话，就可以诊断为便秘。

到了假期，门诊中大大小小的儿童逐渐增加，无论是眼科、皮肤科、呼吸科，还是我们消化科。

我在门诊遇到了一个小患者，大概10岁的样子，她叫小黄，和她的妈妈刚一走进门诊我就判断她是消化不良，因为她面黄肌瘦，头发枯黄，一副有气无力的样子，丝毫没有小孩子那种活泼好动的劲儿。

当我开口问她哪里不舒服的时候，小黄的妈妈抢先回答道，这孩子啥饭也不好好吃，无论自己做多么好吃的东西，她就是不吃。

没有等到我开口，小黄就反驳了她妈妈，意思就是自己很健康，是她的妈妈非得逼着她来看医生。

母女俩似乎要干起架来。我便问，你们是来看病的，还是来吵架的？

小黄的妈妈赶紧说："听医生的，听医生的。"

小黄在旁边撇撇嘴，没有说话。

我便问："你具体有什么症状？"

其实，我想问小黄，但是她的妈妈抢着回答说："就是不爱吃饭，即便吃也是一点儿，还不如一只猫吃得多，对了，她经常打嗝，无论吃或者没有吃饭总打嗝，还反胃酸。"

我又问："这种情况持续多久了？"

小黄的妈妈又抢答道："足足有半年了。"

我摆了摆手，示意让小黄自己说，因为病人的情况病人自己最清楚。

小黄说："也就两三个月吧！"

"瞎说，至少也得有半年了……"小黄的妈妈争辩道。

眼看母女俩的战火又要燃烧起来，我赶紧劝住了她们。

其实，儿童是否消化不良判断的方法很简单，如果每周出现一次疑似消化不良，症状持续两个月以上，并且符合下面的条件，就可以认定为消化不良。

具体符合哪些条件呢？

腹部时断时续出现疼痛，每天起床吃早饭的时候，感觉不到一点饥饿感，甚至感觉到很饱，并且伴随呕吐、反酸、恶心、打嗝等症状；很多人觉得只要排便了就会改变这些症状，其实在排便之后，症状依然得不到缓解；无炎症性、解剖学、代谢性或肿瘤性疾病的证据可以解释患儿的症状。

根据我对小黄的问诊，她不仅符合我上面所说的症状，而且大便很干、很臭，她曾经在她妈妈的带领下去过好几家医院，还让中医开药进行调理，但是效果并不明显。综合上述，我已经判断出小黄就是消化不良。

当我将诊断结果告诉她们的时候，小黄一副满不在乎的表情，反而是她的妈妈显得很着急。

我想不管小黄承认不承认，小儿消化不良的诊断，已经在她身上确定了。

其实，消化不良是一种功能性病变，各种实验室检查、放射学和内镜检查往往无阳性发现。近年来，随着胃电图、胃动力试验的开展和应用，其辅助诊断方法有了许多新进展。

小黄虽然年纪很小，但是却有厚厚的化验单。

常规的血尿便检查，都是阴性结果。

她在其他医院还做了一个体表胃电图检查。

这是一种非侵入性地评估患儿不良胃肌电活动的有效手段。当前的研究表明部分消化不良患儿胃窦移动性运动复合波活动明显减少。患儿胃动过缓比较多见，而食欲减退的患儿胃窦电活动亢进更多见，小黄的胃电图检查可以提示胃平滑肌的不良运动，对她消化不良的诊断有辅助意义。

小黄还做过一个胃动力检测。

大部分消化不良的患儿有胃动力异常。胃动力检测法通过超声了解胃排空情况，观察胃窦收缩频率、幅度，为临床诊断消化不良提供客观依据，并可在随访过程中对疗效进行评估。检测方法具有无痛性、无创性、经济、简便、避免射线照射等优点，患儿及家长易于接受。患儿要尽量在3岁以上，这样能保证他与医生语言沟通无障碍，而且有一定的自控能力，能够配合医生做相关检查。

当然这些检查只是一些辅助手段，因为每个患儿不同，所处的阶段也不同，也有可能当时检查的时候是胃动力不足，但过一段时间就好了。所以，这些只是一个诊断的参考。临床诊断中，能做出诊断的是面诊的医生，而不是机器，只是有的机器诊断参考价值大，而有的机器诊断参考价值小。

除此之外，小黄还做了常规的B超、血尿便常规、肝肾功能，还有一个儿童胃镜，几乎把儿童消化方面能检查的都检查了一遍，除了显示胃动力不足和胃平滑肌的不良运动，其他都是正常的。

当然，小黄除了消化不良，还有儿童便秘的问题。小儿便秘主要是指排便时间间隔太久，一般超过2天，虽然有便意，但就是拉不出来。

当我提醒小黄要注意营养均衡的时候，她的妈妈又是一顿牢骚，抱怨小黄是活该，只爱吃肉，蔬菜一点儿也不吃，即便饭菜里面有点儿绿菜叶子，也被小黄挑出来扔掉。

小黄气得直翻白眼……

儿童为什么容易出现便秘呢?

儿童出现便秘是多种原因造成的,比如生活起居、饮食习惯、身体素质、精神状况等都有可能造成便秘,但最直接的原因就是:结肠。当结肠吸收水分增多的时候,大便必然干燥,还会造成胃动力不足,自然就出现便秘。

那么,到底什么原因导致儿童便秘呢?

第一,饮食搭配不合理,导致便秘发生。

大便是我们吃饭之后,经过肠道消化吸收,剩下的排泄物。那么,我们何不从"源头"进行治理呢?源头是哪里?源头就是食物。如果我们所吃的食物蛋白质很多,但碳水化合物却很少,导致肠道菌群对肠内部发酵作用必定减少,这样容易使得大便干燥,排便困难;相反,如果食物中碳水化合物比较多,导致肠道发酵菌增多,就容易导致拉稀;如果食物中有较多的钙化酪蛋白,粪便中不能溶解的钙皂增多,就会导致大便量明显增多,且容易便秘……

第二,生活规律被打破,导致肠道功能紊乱。

如果之前小孩的大便一切都正常,但是有一天由于某种原因打破了这种规律的生活,那么身体各种器官的功能也都被打破了,比如肠道功能紊乱就是其中之一,只是我们没有察觉到而已。

我举个很简单的案例。我家的孩子,在家的时候一切正常,该吃饭的时候吃饭，该大便的时候大便。可是，在上幼儿园之后，情况突然发生了变化，经常出现便秘现象。这就是在家养成的生活习惯，突然被上学打乱了。在家想吃的时候就吃饭，在学校不能随便吃；在家想排便的时候，就可以进行排便，在学校不能想拉屁屁就拉屁屁，孩子不敢跟老师说，就得憋着、忍着，然后在老师规定的时间内，小朋友一起排队拉屁屁。在最想拉屁屁的时候，强忍着，在不想拉屁屁的时候，却让拉屁屁……忍着不大便，导致肠道蠕动减少，就很容易出现便秘。

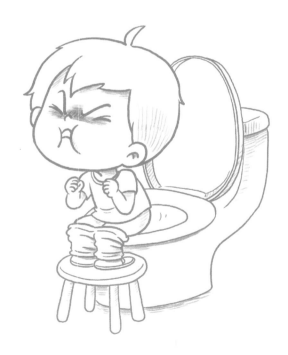

第三，身体素质、生理、遗传都可引起便秘。

如果孩子的身体素质很差，每天都病恹恹的，总是一副有气无力的样子，必然是胃动力不足。胃动力不足会导致肠道蠕动缓慢，引起大便干燥，最终产生便秘。另外，如果我们有先天性巨结肠、肛门狭窄、脊椎裂等疾病也会引起便秘。有的小孩便秘还可能是家族遗传所致……便秘的因素很多，关键要找准原因，有针对性地治疗，才能收到立竿见影的效果。

第四，精神受到刺激或者长时间的压抑也会产生便秘。

如果小孩的精神受到突然的刺激，或者精神上受到长期压抑，也可能导致便秘。比如有的小学生，从无拘无束的幼儿园突然升到小学一年级，角色还没有转变过来，就得拿笔写字、算数，本身精神压力就很大。再加上望子成龙、望女成凤的家长，逼着孩子进步，从一年到二年级、三年级……孩子的便秘出现了，而且还是顽固性的，可是家长丝毫没有想到是这个原因……

根据儿童便秘的各种原因，再结合小黄的具体情况，我给出了明确的建议：

1.改掉偏食的习惯

懂得合理搭配饮食，保持营养均衡，少吃过甜的食物，少吃肉类，多吃瓜果蔬菜。

2.保证排便时间要有规律

如果每天早晨有排便的习惯，那么就不要打破这个规律。该排便的时候就去排便，不能因为起床晚了，着急上学就不大便。即便请假，也得排便。我们经常遇到这种情况，突然想大便，可是当时手头有任务，于是强忍着，忍着忍着就没有大便的感觉了，这是很可怕的。长此以往不仅会导致便秘，还有可能影响一个人的容貌。因为便秘会使人长痘，让皮肤失去光泽，这点对女孩子来说尤其是重要。

3.加强身体锻炼，远离便秘

其实，无论是生理上的因素，还是遗传因素所引起的便秘，都并非不可改变。只要我们加强身体锻炼，有强健的体魄，便秘自然远离我们。具体怎么锻炼呢？可以跑步、跳远、引体向上，还可以对腹部进行按摩等。

4.保持一颗愉悦的心情

我们经常在网上看到这么一句话："除了生死，一切都是擦伤！"所以，当我们面对生活中的困难的时候，要懂得自我解压，时刻让自己的内心保持愉悦。心情好了，身体充满活力，学习才有劲头，便秘才不再缠上我们。

儿童便秘检查要到位

小孩子便秘的时候，最着急的还是家长。家长恨不得自己代替孩子生病。于是，有些家长病急乱投医，反而可能耽误了孩子的病情。我在这里要告诉家长的是，当孩子出现便秘的时候，不要着急，在必要的情况下，给孩子做以下检查就可以了。当然，有的小朋友经过药物调整，可以恢复，也就没必要做过多的检查了，如果没有恢复，就需要考虑在医生的指导下做检查了。

1.胃肠X线钡剂造影

可根据钡剂在胃肠道内运行的情况，了解结肠的运动功能状态，区分张力减退性便秘和痉挛性便秘，并可及时发现器质性病变，如先天性巨结肠、肿瘤、结核等。

2.直肠镜

乙状结肠镜及纤维结肠镜检查，这几种检查可直接了解肠黏膜状态。粪便的滞留和刺激使结肠黏膜特别是直肠黏膜产生不同程度的炎症性改变，表现为充血、水肿、血管走向模糊不清等。此外，在痉挛性便秘可见到肠管的痉缩性收缩，使肠腔变窄。

3.肛管直肠测压术

肛管直肠测压术是儿科常用的一种了解直肠肛门功能障碍的技术，遇有严重便秘的患儿可用测压术确定直肠扩张时的阻力、肛管的静息紧张度、肛门随意肌收缩的强度及患儿对直肠扩张的自我感觉，并可对肛门括约肌反射做出评价。

4.肌电图

对盆底肌和肛外括约肌进行肌电图观察是评价慢性便秘的有用方法，正常小儿排便时肛外括约肌张力下降，而便秘患儿仅42%有耻骨直肠肌或肛外括约肌出现肌电活动下降。

5.X线排粪造影

近年来随着排粪造影检查法的临床应用，可对肛门括约肌和肛门直肠做静态及动态观察，并可快速摄片（每秒2~4张），连续观察排粪动作全过程。

儿童消化不良及便秘用药物的缓解的方法

消化不良的西药治疗：

1.促动力药

目前常用促进胃排空的药物主要有：①多巴胺受体拮抗剂：甲氧氯普胺，具有较强中枢止吐作用，可增强胃动力。但因其可导致锥体外系反应，故不宜给婴幼儿使用，也不宜长期大剂量使用。多潘立酮是选择性外周多巴胺D2受体拮抗剂，不透过血脑屏障，无锥体外系不良反应，能增加胃窦和十二指肠动力，促进胃排空，明显改善功能性消化不良患儿餐后饱胀、早饱等症状。但长期使用可引起血泌乳素升高，个别患者出现乳房胀痛或泌乳现象。②5羟色胺4（5-HT4）受体激动剂：枸橼酸莫沙必利，可明显改善早饱、腹胀。

2.抗酸及抑酸药

目前临床上常用的抗酸剂有铝碳酸镁、复方氢氧化铝、碳酸钙口服混悬液等，可以缓解腹痛、反酸、胃灼热等症状。抑酸药包括H2受体拮抗剂（H2RA），如西咪替丁片、雷尼替丁、法莫替丁等；和质子泵抑制剂（PPI），如奥美拉唑。这类药对于缓解腹痛、反酸、胃灼热等症状有较明显的作用。

3.肠道益生菌的应用

乳酸杆菌等肠道益生菌的作用除了能抑制肠道病原菌的生长、增强机体免疫功能外，还参与了内源性物质的消化分解，通过增强或降低消化道酶的活性，或产生各种消化酶而促进消化。

儿童便秘应该选择哪些外用药物呢？

（1）甘油栓。塞入肛门，为轻刺激性导泻药，用药后数分钟即可排便。

（2）甘油/氯化钠（含山梨醇、甘油或硫酸镁）先用少许涂润肛门，然后徐徐插入肛门将药液挤入，数分钟内即排便。

（3）在家可戴橡皮手套用小指蘸少量液状石蜡（石蜡油）、肥皂水，或者凡士林，插入肛门通便。

（4）灌肠法。用1%~2%肥皂水或生理盐水，其温度与室温接近，灌肠法刺激性较强，非特殊需要不采用。

这些方法需要在医生的指导下进行，并且不宜长期使用。

临时使用栓剂进行排便是可以的，不过我们最终还是希望患者能建立自身的排便习惯。

根据小黄的状态，我选择了"甫寸儿童健脾方"，这也是儿童消化不良和便秘的最常用处方。

"甫寸儿童健脾方"：

太子参10g　　茯苓10g　　生白术30g　　枳实10g

荷叶5g　　　陈皮6g　　　麦冬10g　　　生甘草6g

其中太子参、茯苓、生白术作为治疗团队的主要成员，针对消化不良的胃肠动力不足，能起到益气健脾的作用；而生白术身兼多职，和枳实、荷叶配合，攻补兼施，作为第二梯队，加强理气作用，并用生白术润肠通便；陈皮和麦冬配合默契，功效在于滋阴理气，加上生甘草和陈皮为润下丸，进一步完成润燥和通便的作用。

　　此方一共有三个团队，在生白术和生甘草两个枢纽的配合下，进行有机结合，共同完成健脾益气、滋阴通便的作用，通过多个中医证候的作用靶点，来完成消化不良和便秘的治疗。

03

发热腹泻，38.5℃是不可逾越的红线吗

孩子腹泻往往与食积有关系

我在门诊的时候手机往往设置成静音状态，主要考虑不想因为手机分心，而耽误为患者治疗疾病。

有一天门诊人很多，在我抽空上厕所的时间里，我打开了手机，发现有十几个未接电话，一看是我的媳妇打来的。我内心不由得一紧张，如果不是特别重要的事情她也不会打这么多的电话。难道……我越想越着急，赶紧给媳妇回拨过去。她着急地在电话中告诉我，闺女彤彤已经拉五六次肚子了，还吐了两三次……

出于职业的敏感性，我根据媳妇的只言片语判断着，闺女到底是急性胃肠病呢，还是感冒，或者是轮状病毒感染呢？

媳妇没有听我过多的分析，催着我赶紧回家。

看到门口排队的患者，我怎么好意思回家呢？我坐下来继续接诊。在大概一个小时的过程中媳妇又打了两次电话，我都没有接

到，媳妇给我发了一条信息：又拉了两次，全是水，很臭……

下班之后，我赶紧向家的方向跑去……

女儿躺在媳妇的怀里，我摸了摸她的小脑袋，有些发烧。看到媳妇满脸的疲倦，我想接过孩子让她休息一下，可是孩子却大哭起来，紧紧拽住妈妈的衣服，不愿意到我的怀里来。女儿平时总黏在我身边，今天不舒服，不希望我抱她。

女儿彤彤已经拉得有些虚脱，躺在媳妇的怀里怎么也睡不踏实，我和媳妇忙前忙后，给她喂奶，给她测体温，希望她不那么难受……

体温已经达到了38.7℃。

媳妇着急了，问要不要给吃退烧药。

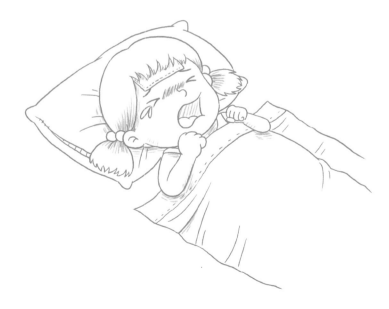

我从医生的角度劝阻了媳妇。因为从目前的情况来看，女儿体内的免疫系统已经开始与病菌做斗争了，这样有利于体内病毒和细菌排出……

当孩子发烧的时候，千万不要马上吃退烧药，否则不利于病毒和细菌的排出，应该仔细观察。不超过38.5℃不要吃退烧药，38.5℃是绝大多数人的认知，但是根据我个人的临床经验，我将温度设置为39℃，只要不超过39℃，孩子的精神状态良好，可以继续进行观察，争取依靠孩子体内的抗体消灭病毒。我们都知道是药三分毒，还有一句话杀敌一千自损八百，频繁吃退烧药对孩子身体不好，如果形成习惯，孩子再次发烧的时候，抗体就懒得去与病毒、细菌抗争了，等着我们用药物干涉。

我根据孩子大便的气味判断，应该是食积引起的，再加上体内有热，属于阳明热结旁流，也就是急性感染。

这时候不适合止泻，最重要的就是祛邪外出，而拉肚子正是人体自我防御的一个方法。

食积导致的腹泻常见于儿童和成人，主要病因就是某一段时间，吃得特别多，而忽然一下子着凉，就会诱发腹泻。食积的状态容易导致感染的发生，究其原因，就是免疫力下降导致。为什么这个时候免疫力下降，则需要进一步探讨。

我们成年人，容易在劳累时，特别是紧张压力大时，肾上腺素分泌旺盛，构成了人体的免疫长城，一旦放松下来，随着激素的撤退，很容易导致感染。

中医认为，有内热容易招致外感，有食积容易导致外感，造成发热腹泻等症状。

这一点在儿科发热腹泻中是常见的原因，在中医看来，80%的感染是由于食积后身体内有热才出现的，好多老百姓不明白这个道理。

为什么会这样？中医的解释是，热邪导致肌肤腠理开，外邪尤其是寒邪容易侵袭并且入里化热，变成热邪，就会出现发热和腹泻。

但这个解释没法满足当前医学的认识，随着生活阅历的增加，很多人逐渐发现，确实是劳累有食积后容易感染腹泻，面对同样的细菌病毒，这时候就容易中招，当然和感染程度也有关，同样的细菌病毒的量，如果同时侵袭一个正常人和一个食积的人，绝对是食积的人中招。不过为啥这样，谁也说不明白，也不能说中医的解释很牵强，但这实实在在是一个规律，当前现代医学的水平还很难解释。然而这个现象确实亘古不变，时刻发生在我们身边。

从西医角度来看，发热腹泻有细菌感染和病毒感染的区别，对于小孩子来说，更多的是轮状病毒感染。

正确诊断比治疗更加重要

根据女儿彤彤的各种症状，我最终的结论是：轮状病毒感染。

因为轮状病毒一般都会引起孩子腹泻和发烧，这个病毒最容易感染小肠上皮细胞，造成细胞损伤，导致腹泻。临床表现为急性胃肠炎，病程一般为7天，发热持续3天，呕吐2~3天，腹泻5天，严重的会出现脱水症状。

媳妇听到我的结论，更加着急了，让我赶紧想办法解决孩子的病痛，别让孩子受罪了。

我对女儿彤彤轮状病毒感染的问题进行了分析：

（1）传播源。孩子是否接触到了轮状病毒携带者？媳妇绞尽脑汁想了半天，说和彤彤经常在一起玩的三五个好朋友都很健康，一般他们谁生病，都会发在群里讨论治疗的方法，最近群里很安静，没有人讨论孩子生病的事情，再说每天几乎都和这些孩子见面，他们个个活蹦乱跳的，没有一点儿生病的样子……

（2）轮状病毒的传播途径主要通过人传人，经粪—口或口—口传播，也可能通过水源污染或呼吸道传播。可能是孩子吃了什么不干净的东西。

媳妇听我这样分析，有些内疚，说孩子只要在身边，肯定不会让她乱吃东西的，除非自己做饭，或者打扫卫生的时候，她可能偷偷吃了不干净的东西？

（3）易感人群。普通的轮状病毒主要侵犯婴幼儿，一般以9~12月龄之间的婴幼儿发病率为最高，而闺女年龄正好在这个年龄段附近，感染轮状病毒是完全有可能的。

媳妇听我啰唆了这么多依然没有给出解决孩子病症的方法，着急了，冲着我喊道："到底怎么治疗，啰唆这么多有什么用？"

我说："需要查血常规和大便常规，还得做轮状病毒检测……"

我还没有说完，媳妇就抱起孩子往外走。

家里检测不了，只能去医院检测。

刚巧，急症儿科值班的人是我的朋友，我赶紧将我的判断与她交流了一下，她表示认可，便给女儿彤彤开了血常规和大便常规，还有轮状病毒的检测。

女儿正在心烦气躁，哭哭闹闹，现在要采血更是大声哭喊起来，最终在媳妇的安抚之下完成了采血，想采大便，可是女儿没有一点大便的意思，最终只好先验血。

大概等了10多分钟化验结果出来了，白细胞不高，各项指标基本正常。

我和媳妇都松了一口气。此刻，闹腾累了的女儿在媳妇的怀中睡着了。

由于女儿没有大便，更进一步的检查无法做，继续在这里等下去也不是办法，最终我和医生商量给女儿开了一些儿童补液盐，还开了一些退烧的药物，然后回家，等孩子大便了，再拿来检测。

从医院到家的路上，孩子很安静，一直在睡觉。可当进门的时候，她突然醒来，大声哭闹，怎么安慰也没有效果……

就在此刻，一股浓浓的臭味扑面而来，媳妇扒开尿不湿，女儿又拉稀了。我就像收藏宝藏似的用医院给的盒子接了一些大便。擦完屁股之后，女儿突然不哭了，在媳妇的怀中睡着了。

我端着女儿的大便飞奔下楼去医院……

世界上每个5岁左右的小孩几乎都曾至少感染过一次轮状病毒。每一次感染后人体免疫力会逐渐增强，后续感染的影响就会减轻。

小孩子折腾起来确实有些累人，然而，确立诊断是最重要的，可以有的放矢。所以，发热吃什么药的提问就太小儿科了，转变这个观点对于家长们太重要了。

知道了什么原因，我们会心中有数，很多时候是不需要做处理的。

半个小时后，医生检查结果出来了：快速轮状病毒检测是阳性！

大便常规的其他项目都是正常，有一些黏液。

结合发热、腹泻、血常规及大便常规和特异性检测，我女儿的疾病得到了明确诊断。前后分析，应该是属于儿童轮状病毒胃肠炎。

这个疾病潜伏期1~3天。6~24月龄的小儿症状重，而较大儿童或成年人多为轻型或亚临床感染。我闺女是19个月龄，起病急，先吐后泻，伴随轻中度发热。腹泻每日十到数十次不等，大便多为水样，或呈黄绿色稀便，这正是我女儿的症状，目前每天大便8~10次，每次味道都很重。

治疗孩子发热腹泻要有耐心

诊断有了结果，我悬着的心终于放下了。我打算给媳妇打电话汇报一下好消息，又担心将女儿吵醒，最终没有打电话，拿着化验结果急匆匆往家赶。

当我将这个结果告诉媳妇的时候，她心情依旧不好，在她看来女儿病情仍然很严重。

去医院来回折腾，再加上心理紧张，此刻悬着的心突然放下来，一阵困意袭来，我斜躺在床边。虽然很困，但内心依然有些紧张。不由得伸手摸摸女儿的脑袋，感觉很烫，我给她测了一下体温，39.8℃，超过了39℃，于是我给孩子喂了一些退烧药，按照她的年龄段用了4mL。还在脑门上贴了退热贴，希望尽快将温度降下来。

目前最需要注意的就是防止温度过高，避免脱水。这就需要我们给孩子不断测温，不让孩子的体温超过39℃。其实，小朋友发热到41℃的也不少。

第二天上午，女儿又拉稀好几次，依然很臭，体温测了好几次，一直在39.7℃左右徘徊，庆幸的是孩子情绪还算好，没有哭闹……

媳妇反复征求我的意见，问要不要赶紧送到医院输液。

孩子的体温已经超过我心中的底线39℃，此刻我内心也有些纠结，要不通过其他渠道来给孩子降温？何况孩子明显瘦了不少，我也很心疼啊！

就在我纠结的时候，给女儿接诊的医生朋友打来电话，她询问了女儿的一些情况便安慰我说，只要孩子有尿就没有问题，这种病一般持续7天才能好，即便住院和输液也未必能够立马好，与其这样不如在家好好照顾孩子。

医生朋友的话此刻给了我最大的安慰。我决定按照儿科医生的叮嘱来照顾女儿。

到了晚上，女儿一共拉了七八次，白天温度持续在38.7℃，到了晚上温度又上升到39.3℃，不得不再次服用退烧药。

接下来的日子可以用度日如年来形容，媳妇很烦躁，虽然我表面很镇定，但内心何尝不焦虑呢？看到女儿发烧不退，眼见消瘦，我心如刀绞，但这一切我不能表现出来，内心深处祈祷着第七日能够快快到来，这样女儿就可以康复了。

女儿依旧白天体温稍微正常一点，晚上体温再次升高。进食量也少了很多，为了补充能量，我给她榨橙汁，煮苹果水。

终于来到第六天的早晨。刚一起床我给她测了体温，体温是38.5℃，女儿似乎精神了不少，下床找自己的玩具，虽然步伐有些蹒跚，拉了三次，明显比前几天少了很多，大便有些发黄，开始成形，这都是好的征兆。我很高兴，同时我又担心晚上她体温再次升高。

晚上，女儿第一次主动要吃面包，吃完面包喝了一些橙汁就睡着了。我担心她温度升高，半夜起床测了三次体温。第一次测体温在深夜1点左右，温度是38.6℃；第二次测体温在3点左右，温度是38.3℃；第三次测体温在早上6点，温度是37.8℃。看着女儿体温逐渐正常，从未有过的困意向我袭来，我不知不觉睡着了。

第二天早晨，也就是女儿生病的第七天，我一觉醒来已经是上午10点了，女儿似乎起床很早，一个人在床上玩，我伸手摸摸她的额头，温度正常，我还不放心用温度计测了一下，37.5℃……

我和媳妇的心终于放下了。

作为医生，有时候给别人看病的时候面临很多抉择，给自己家孩子看病也是如此。作为普通家长，面对这种问题的时候一是要听医生的，二是要冷静。最可怕的是很多家长没有听取医生的建议，病急乱投医，反而害了孩子。

我的这番经历，相信不少家长能够从中体会到我表面的波澜不惊和内心的波涛汹涌。最终理性战胜了我的冲动，孩子恢复了健康。

我在这里也给大家一个处方，如果您的孩子出现这种情况可以服用一下。

"甫寸抗病毒方"：

金银花15g　蒲公英15g　连翘12g

菊花12g　　紫苏梗10g　陈皮10g

按照上面处方煮水，再加冰糖适量，代茶饮，有助于清除病毒，以及调节电解质。

04

紧张情绪，让你的肠道"打结"了

你的情绪决定着你的肠胃

也许是小区的居民都知道我是医生的缘故吧，只要在小区遇见我，聊天不过两三句就扯到与病情有关的事情上。我每次都耐心地帮他们分析，并且给出建议。

这不有一天休息，想下楼活动活动，刚走出楼道口就遇到了贾婶，她很远看到我就冲着我喊："李大夫，李大夫，等一下！"

我停止了脚步，贾婶气喘吁吁地跑到我跟前说："李大夫，你说这可怎么办呢？愁死我了！"

我问："不着急，您说怎么回事。"

贾婶说："我家小杨今年参加高考，之前的成绩一直挺不错的，我们全家希望她能够考上名牌大学，可是一个月前的一次模拟考试，成绩极不理想，对她打击很大，她整天茶不思饭不想，学习似乎没有一点儿动力了。眼看马上要高考了，这样下去怎么了得啊！"

我安慰道:"距离高考还有一段时间,一切还来得及,再说她平时基础好,迎头赶上不是问题,关键您别给她太大压力!"

"哎!我就担心给她压力,没有批评她一句,给她做好吃的,买好看的衣服。但是我发现,她最近开始老爱打嗝,也饿得快,但是一吃就饱了,肚子总是鼓鼓的,还咕噜咕噜的,就像满肚子水似的,其实也没有喝多少水啊。您是大夫,您帮我判断判断,看到底是怎么回事。"

凭着医生的直觉我问:"她消化功能怎么样?"

贾婶说:"她从小胃就不好,无论吃没吃饭都像吃撑了一样,经常出现呕吐症状。我担心这样影响到高考,便给她买了不少健胃消食的药物,药吃了也没看到有明显的效果。每天三顿饭我尽量给她做得有营养,可是她每次都吃一丁点儿!哎!"

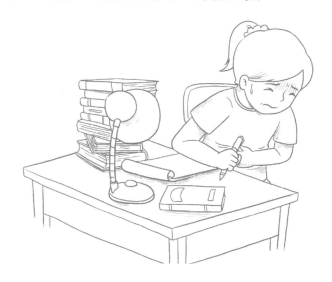

我又问："小杨大便正常吗？"

贾婶说："这个我没有好意思问。不过她上个厕所时间很长，大便特别臭，还粘马桶，得反复冲很多次，为此我没有少说她，这不是浪费水吗？对了，有几次我还看到了没有消化的菜叶子……"

"小杨自己本身面临高考压力就大，如果您再给她压力的话，是谁都受不了！"

"哎！"贾婶叹气道，"我没有给她任何压力，什么事都顺着她，可是她反而就像吃了炸药一样，时不时冲我发火！"

通过我与贾婶的简单沟通，我觉得小杨可能是消化不良。

消化有两种方式，一种是物理变化，一种是化学变化。物理变化就是胃肠道的肌肉运动把食物磨碎，帮助消化，而化学变化就是通过身体内消化腺分泌各种消化液，分解食物成为人体需要的成分，进入血液，被逐渐吸收，补充身体的营养。

消化道的平滑肌维持着物理作用，这是人类身体不断发展的需求和变化，规律的饮食和生活，是胃肠道正常物理运动的保证。如果饮食不规律，或者食用刺激性强的食物，就会引起胃肠道平滑肌的紊乱，导致胃肠动力不足或者胃酸过度分泌，也容易遭受幽门螺杆菌的侵袭。这些都可能导致消化功能减弱，从而引起消化不良。

消化不良可按照疾病的原因分为：器质性消化不良和功能性消化不良。导致器质性消化不良的原因最多的是消化性溃疡和胃食管反流病，还有消化系统的肿瘤等恶性疾病，也包括慢性肾功能不全、充血性心力衰竭，治疗器质性消化不良，主要是针对原发疾病，也就是说，当我们把溃疡搞定了，消化不良自然就好了。

功能性消化不良，就是没有这些疾病，却出现了上述的症状。根据我国最新的临床诊疗指南提醒，一般是5个方面的原因：

（1）胃动力不足，胃肠没劲儿运转。

（2）胃肠敏感，别人吃得再多没事，患者吃了一点就觉得饱胀。

（3）胃酸分泌过多。

（4）幽门螺杆菌感染。

（5）精神因素。

大约一半的功能性消化不良患者都有焦虑抑郁及恐惧紧张的情绪。

归结一下，这5个原因，分为2类，一类是身体的原因，往往是饮食不规律；另一类是精神原因。

功能性消化不良，这个诊断就表明，疾病处于发展的初级阶段，完全没有担心的必要，就像感冒发生在健康的年轻人身上，绝大部分都可以不治而愈。可并不是所有的患者都能认识到这一点，每个人耐受不同，就会出现不同的反应，本来是很轻的疾病，自己却认为很重，这时候的他就会顾虑重重。他接收的信息很重要，接收的方式更重要。铺天盖地的虚假广告，忽悠患者，紧紧抓住患者焦虑的心理，顺着疾病的症状，把可能性夸大，然后收网。往往患者被骗了钱,吃了不必要的药物还很高兴。这种营销手段大行其道,由此可见,向广大民众科普医学知识,提高他们的医学素养,才是我们应该不遗余力做的事情。

胃肠道主要接受副交感神经和交感神经的支配。副交感神经主要是迷走神经,这是胃肠动力的正能量,可以释放乙酰胆碱类神经递质,促进胃肠道的运动,促进消化液的分泌。而交感神经是"唱黑脸"的,它的作用是抑制胃肠运动。但交感神经在心脏的作用正好相反,所以,交感神经兴奋,带动心脏兴奋的时候,胃肠就会受到抑制。情绪紧张焦虑往往使交感神经兴奋,它不断地抑制胃肠道的物理运动和化学分泌,导致消化不良的出现。按照中医的理论来说,就是"思则伤脾",想得太多,反应太快,肯定会损伤脾胃的运化作用而出现消化不良。

我给贾婶分析完毕,贾婶似乎更着急了:"李大夫,到底该怎么治疗?"

我说:"第一,一定要规律饮食。"

"规律饮食?我觉得我每次都很规律地给她做饭啊?难道我的规律不是您所说的规律?"

我说:"所谓规律饮食,就是一日三餐,定时定点儿吃,不要饱一顿饥一顿,更不能暴饮暴食!"

贾婶迟疑了一下说:"我每天都是在她上学和放学固定的时间做饭给她吃,她饭量一直很小,好像也不存在暴饮暴食,更不存在饱一顿饥一顿啊!"

我说："一般早餐应该在8点前吃，早餐是最关键的一顿饭，必须让孩子吃得饱饱的。如果将每一顿饭以10分计算，早餐就得吃9分饱，如果能够达到10分饱更好了；午餐最好在下午1点前吃，我们依然以10分计算，那么午餐只要吃7分饱就可以了；晚餐最好在傍晚7点之前吃，只要吃6分饱就可以了……关键是每一顿饭要有丰富的营养，不在量大，而在精致。"

我不知道贾婶是否真的听懂了，只见她不断地点头！

"第二，一定要注意饮食搭配和烹饪方式。"我接着说。

"哪些东西不能吃？"贾婶追着问。

"油炸的食品，比如油条、油饼、炸鸡等都尽量少吃！"

贾婶担心打断我，点头表示自己听明白了。

"第三，多锻炼身体。孩子本身学习压力很大，如果没有一个好身体，怎么能够支撑起学习的压力呢？当然，我不鼓励大幅度的身体锻炼，可以散散步、慢跑，或者将学校的广播体操做一做也是可以的，总之要动起来。这不仅能够增强体质，也能够减轻脑力压力，促进学习成绩提升……"

"还有吗？"我还没有说完，贾婶催着我了。

"第四，就是保持愉悦的心情。要想让小杨心情愉悦，那么你们夫妻二人就要有和谐的关系，不要在孩子面前吵架，也不要给孩子太大的压力。高三是极为敏感的时刻，可能你的无心之举，她会觉得是在针对她。如果有时间多陪陪孩子，不仅陪着学习，更应该抽空出去散散心，这样孩子的心情就能够好很多！"

"还有吗？"贾婶问。

我说："大概就是这些，小杨这也不是什么大问题，你们夫妻也别压力太大哦！"

"不会的，不会的！"

贾婶给我说了一大堆感谢的话，然后，提着一袋子为女儿采购的食物上了楼。

切记：哪里有病就得看哪里

最近我们科室接手了一个国家基本中成药的临床试验，是一项上市后再评价的研究，专门针对功能性消化不良的患者。在筛选的名单里，我看到了小杨的名字，于是我把她的资料调出来看了一下。

我有必要在这里科普一下国家的这个试验。为了确保老百姓用药安全和有效，并且研发新的诊疗手段来应对各种疾病，国家专门设立了食品药品监督管理总局，总局组织专家对一些有实力的大型三级甲等医院进行认证，通过认证的医院授予"国家药物临床试验机构"的权限。通过这个评审之后的医院，可以接手临床试验。

临床试验是由申办者，一般是药物的研发企业发起，由多家大型医院的药物临床试验机构协同进行，试验的目的就是验证药物是否安全有效。

临床试验一共分为两个大阶段，第一阶段是动物试验，通过各种现代仪器来检测有效成分，并在动物身上验证。而第二大阶段为人体试验，人体试验共分为四个小阶段，第一阶段叫作I期，是在正常人人体上进行耐受性的研究；第二阶段为II期，称为探索性研究，探索疗程和剂量；第三阶段为III期，是验证性试验，要确定药物的安全性和有效性；第四阶段是上市后再评价，就是已经拿到国家的批号生产销售以后，继续监测并做进一步的研究。

药物的研究和上市是一个庞大的工程，但为了研发安全有效的新药，这是一个必然的过程。也有专门的组织来管理这件复杂的事情。这个组织被称为GCP中心，这是从国外引进的一个名词，全称是Good Clinical Practice，即最好的临床实践。

为了保护研究中的受试者，也就是患者的利益，研究的方案必须经过伦理委员会的审核，而伦理委员会的成员除了医学专家，还有伦理专家、律师，以及完全不懂医学的人员。

在进入研究之前，医患双方需要签署知情同意书，就是医患双方要明确这个试验可能的获益与风险，患者知情，并且认可签字，方可以进入研究，同时保护受试者的权益，受试者可以随时退出而不受任何的约束。

我们科接手的这个研究属于上市后再评价，也就是已经通过了人体试验前面的三个阶段，这个药物是正常生产和销售使用的药品。

临床试验对于疾病的诊断非常的严格，因为属于科学研究的范畴，只有明确了诊断的患者，才有研究和验证药物功效的意义。临床试验的目的是针对这种疾病进行研究，要保证进入研究的患者的确患有这个疾病。

我们采用的是随机双盲对照试验，这是国际用来判定和检验临床疗效的金标准。消化不良患者是一个群体，我们要让所有的消化不良患者有均等的机会进入这个研究，而进入研究的患者有均等的机会进入中药或者西药组。对于不同的药物，使用事先编码的表格进行分配隐藏，并做出模拟剂，也就是从外观、气味等来看都是一模一样的，进行临床疗效的观察，不仅患者不知道，医生也不知道，为的是更好地避免人为干预和内心好恶产生的选择性偏倚和实施偏移。当然，为了保护患者，我们事先设计好紧急揭盲的程序和来预防应对突发的不良事件。整个设计符合GCP严谨的管理，所以我们也不知道小杨究竟在哪个组接受治疗，是西药还是中药，只有到了试验的最后数据锁定，要进行两种药物的比较时，两次揭盲后我们才能知道。但是不管怎样，对于诊断明确的功能性消化不良，只要患者配合，无论接受哪种治疗，都可以顺利恢复健康。我们选用的西药是阳性对照组，也就是当今世界公认有效的治疗功能性消化不良的西药。

看到小杨的病历本，我就明白了，前些日子，给她做的诊断是正确的。

打开病历，里面夹着小杨的胃镜及病理图片。

胃镜显示：食管、贲门、胃窦、胃底、胃角、胃体、幽门、球部，只有部分黏膜皱襞轻度水肿，少见红斑，未发现出血点，取了窦小弯和胃底送病理。病理未见到明显的异常，少许轻度慢性炎症改变。同时幽门螺杆菌的检测结果是阴性，说明没有被感染。

从胃镜和病理来看，基本排除了器质性消化不良，和我当时推测的一样。诊断为功能性消化不良几乎是板上钉钉的。所以，我的同事老宋在给她做胃镜的时候，就把她招募入组了。

临床试验的研究病历记载得特别详细，根据这些情况，可以准确看到小杨的症状：餐后饱胀，早饱感，上腹痛，上腹烧灼感。在这四项后面都打了对钩，表明小杨这些症状都具备，而这四项就是国际罗马标准（世界上公认的消化不良的诊断标准）中功能性消化不良的典型症状。同时诊断要求排除器质性的消化不良，这一点在做胃镜和病理时被排除。

如果再深入细分，功能性消化不良可以分为餐后不适综合征和上腹痛综合征。两者主要的不同就在于有没有烧痛感，小杨是以餐后不适综合征为主的，主要是饱胀感，进餐后的腹胀排气。

全方位配合才能治愈消化不良

小杨已经接受我们医院严格的科研临床试验的治疗了，无论是西医还是中医，这一切都是标准化的。

那天我还遇到了小杨和贾婶，感觉小杨的气色变好了。

"李大夫，谢谢你和宋大夫，现在我感觉好多了。你说我究竟吃中药还是西药呢？我想吃中药。"

"我也不知道啊，只有最后揭盲才能知道。我看你气色不错了，所以别纠结，这两种药物都是不错的。最近吃饭情况怎么样？"

"挺好的，我按照说明吃了这种试验药，胃口好多了。"

"那就好，另外，药物治疗是一个方面，在药物治疗之前，我记得跟你妈妈说过，要规律饮食。"

"我妈现在做饭严格按照您的建议执行，严格按时做饭要我按点儿吃饭，还拉着我坚持体育锻炼。"

"太好了，做好这些你的疾病就能好30%左右，再加上吃药就好得差不多了。对了，最近学习压力大不大？"

"学习压力还是挺大的。我感觉学习有压力的时候就容易不舒服。"

"情绪因素占功能性消化不良病因的50%，所以，还是很重要的。你的成绩一直不错，不用太担心的。要知道高考拼的不仅仅是学习成绩，还有心态和健康的体魄。能从容应对高考的关键是你的自信，也是不断养成的习惯。"

"我现在感觉好多了。您不仅是身体的医生，还是心灵的导师啊。"

"身心其实是一体的，对于功能性消化不良的诊疗，是从这两个方面入手的。心理调摄占据50%，而身体调摄从生活习惯开始，占25%，这两方面解决了，就从根本上遏制了病根。从用药来看，主要有这几类：抗酸及抑酸药、胃动力药、助消化药物，以及健脾理气的中药。对于你来说，泛酸胃灼热不明显，所以不用抑酸药或者抗酸药。而中医的健脾理气大致对应了胃肠动力及助消化药的功效。所以你参加的临床试验，无论是中药组还是西药组，都可以对症治疗你的疾病。这样一来，你很快就恢复啦！"

"太感谢你啦，李大夫，邻居这么多年，你真是我们的健康守护神。"贾婶非常高兴。

"贾婶这么说就见外了，其实健康是在自己手中的，医生的职责就是你在奔向健康的道路上指引你一下。主要的路是靠自己的。对不对小杨？"

小杨赶紧说："谢谢您的健康指导，在您的指导下，我知道了健康规律生活和饮食的重要性，也逐渐让我的心态好了起来。"

"是啊，改变这些，疾病就会好起来，潜移默化的心理按摩，也会带来精神的慰藉和对紧张情绪的疏导，这些关键因素是咱们自己。"

贾婶追问道："那你说小杨还需要有啥忌口的吗？"

其实，对于消化疾病来说，人吃五谷杂粮，最好的就是酸苦甘辛咸，什么都吃，营养均衡最健康。

如果这也不吃，那也不吃，最终的结果是，什么也不能吃，吃什么都不舒服。因为用进废退，不用的东西，迟早要退化。总是不吃一种东西，相关的消化酶就会减少。消化酶逐渐的退化，就会带来更多的问题。

我们应该摒弃不良的饮食习惯，包括吸烟、大量饮酒、吃过度刺激的食物，以及经常在外饮食、饮食不规律等。除此之外，别无忌口，只要是应季的天然的食物，传统的做法，都是可以正常饮食的。越自然越健康，而且，不能刻意地关注饮食偏好，达到自然的平衡最重要。

消化内科的医生，职责还在于把患者变成美食家，让患者从疾病中解脱出来，享受美食，特别是享受健康的美食。除了一部分的药物治疗，患者更多的是要了解自身，转变理念，从小的细节做起，规律饮食，清淡自然，养成良好的饮食习惯。

"李大夫，我彻底明白了。感谢，非常感谢！"贾婶说。

05

根源在哪里，就从哪里治疗

父母控制欲越强，小孩可能越消化不良

自从之前治疗好了小万同学的消化不良，她班级的同学在家长的带领下都找我来看病。一时间，我的门诊快变成儿科门诊了。

事情是这样的，小万同学消化不良，自从喝了一个月我给她开的处方汤药后，小万从不爱吃饭、瘦瘦小小，变得喜欢吃饭，皮肤也红润起来，小万的妈妈很开心，并在家长群讲述了她女儿在我这里吃汤药的经历。于是乎，哗啦一下子，小万班级来了好多小朋友找我看病，这使我应接不暇。

小万的妈妈吴大姐，非常热心，为来就医的其他妈妈指点了不少挂号的方法和途径，让大家省时又省力。殊不知，这种热心的性格背后，有着健康的隐患，尤其作为小朋友的家长来说，是健康无形的杀手。

我还记得吴大姐第一次来的时候的场景，小万坐在桌子前面，

欲言又止，每说一句话，就被吴大姐接了过去，美其名曰："我怕她说不清楚，你看这个大便的情况，她就没说到。"吴大姐巴拉巴拉地说个不停，我只好等她机关枪扫射完毕，再温馨提醒，请小万自己讲讲。

其实这样的情景，是我门诊经常见到的，我们经常感受到家长爱之深，关之切，但是关切的效果可能适得其反。

所以，我的结论是：有时，父母亲控制欲越强，干涉得越多，小朋友消化不良的情况可能越严重。

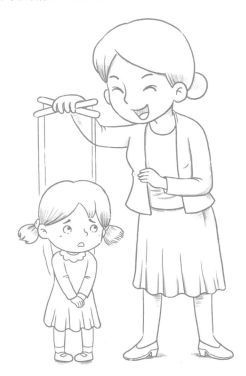

这是为啥呢？这牵涉到家庭教育的问题，爱的方式出现误差，对孩子关注度过高，导致孩子极为敏感，而孩子越敏感，则越会夸大胃肠症状，这给医生的诊断带来了一定的难度。

　　本来只有一点儿症状却被夸大，不得不把身体各部位都检查一遍，不仅把焦虑传递给身边的人，而且焦虑的心理状态会促使胃肠疾病的发展，于是形成了恶性循环。时间和精力，都花在本不严重的症状上来，就容易导致延误真正病症的治疗。

　　形成这个疾病的根本原因在于家长，尤其是母亲的控制欲太强和对孩子的关注度过高。如果不改变这种局面，孩子的消化不良很难通过药物治疗取得最佳效果。

　　这就类似于中医五行的母病及子，母亲的疾病影响到了孩子的健康。所以，从根源上说，治疗孩子的疾病需要从家庭氛围开始，减少父母的过度关注，正确地爱孩子，建立平等的关系，以降敏治疗为主。

　　我每次给患者一家人讲这个道理，大部分都会从医患共建的角度去讲，这样容易达成共识，甚至有患者朋友问我："李大夫，你为啥知道得这么清楚呢？"

　　我告诉他们，因为我给太多这样的患者小朋友看过病，这是根据具体情况，分析总结出来的经验。

消化不良都是惯出来的毛病

孩童时代，我也有食欲不振、消化不良的症状。

我很小的时候，总是病恹恹的样子，半夜时常呕吐，吃饭后也腹胀，说不清楚地难受。爸妈逢人就说，我儿子身体不好，脾胃虚弱，这个不能吃，那个吃了也不舒服……于是乎，我越来越不爱吃，越来越瘦。

直到后来，才感觉到，其实这是俺爹俺娘对我的溺爱，很多时候，俺娘就做我喜欢吃的饭菜，俺爹总是接过去我不想吃的剩饭，我也有时候跟他们发脾气，除了学习，其他啥也不干，许多话也不想跟父母聊，想想当时也是有很多不对的地方。这样形成了一定的思维惯性，导致消化不良的加重。

后来我逐渐认识到这些不足，真正好起来还是从我读大学开始。尤其在军训和去非洲工作之后，我离开父母亲很长一段时间，独立生活，不藏在"保温箱"里的生活历练才算是真正治愈了我。因为，不再有人天天提醒你关注这些症状，也不再有人天天顺着你、惯着你，生活独立，有助于根治我的疾病。

当年我特别喜欢郑智化的两首歌《水手》和《星星点灯》，因为这两首歌非常励志。"星星点灯，照亮我的前程，用一点光，温暖孩子的心……"

当然，我不是说放养就对孩子更好，而是要有一个度，在孩子成长的过程中，让他有一些担当责任，经历一些挫折感，反而能够使他更好地融入社会……

应对青少年消化不良策略

尽管我自己现在是名医生，但是曾经也是个患者，身兼医患两个角色，既有理论又有切身感受。下面整理一下青少年消化不良的根源和应对、预防措施。

根源：

（1）青少年的消化不良大部分都是父母惹的祸，与平时的教育息息相关。

（2）父母控制欲太强和关注度太高是消化问题加重的原因。

（3）不良的生活习惯也是形成消化不良的主要原因之一。

应对：

（1）锻炼孩子独立生活的能力，家长降低对子女的控制，减少溺爱是解决青少年消化不良的根本措施。

（2）神经大条，降敏治疗是首选的治疗方法。

（3）在调理饮食和运动基础上，可以考虑汤药和成药的治疗。

（4）常用方剂：参苓白术散、六君子汤、枳术丸。考虑汤药和成药。

预防：

（1）和自己的孩子平等相处，建立正常的家庭关系和秩序。

（2）建立良好的生活习惯，合理运动。

（3）保持独立的性格和生活，是可以预防和治疗青少年消化不良的有效手段。

具体步骤：

第一步：家长要把孩子当作朋友，跟他们交心，而不是高高在上。

第二步：共同阅读一本书，一同探讨书中人物的命运。

第三步：一起玩一个孩子们喜欢的电脑游戏，沉浸其中。

第四步：一起做个家庭成员都能参与的体育活动，出汗45分钟。

第五步：按照"甫寸青少年健脾养胃方"服饮2周。

"甫寸青少年健脾养胃方"：

太子参15g　　桔梗10g　　　陈皮10g　　　生山楂10g

菊花10g　　　紫苏梗10g（鲜的更佳）　　薄荷6g（鲜的更佳）

加冰糖适量，水煮后代茶饮。

其中太子参是君药，最主要的是可以健脾益气，提供胃肠恢复动力的主要能源；桔梗、陈皮是臣药，以理气为主，让胃肠气机流动起来；生山楂、紫苏梗为佐药，辅佐陈皮、桔梗，起到开胃消食的作用；而薄荷、菊花为使药，是这个方子中"跑腿"的，调和各药物的味道，起到联络沟通和疏通的作用。

但凡青少年消化不良，都可以使用"甫寸青少年健脾养胃方"，再按照我所说的步骤执行，一般2周就能收到很好的效果，一定会健康阳光每一天。

青少年也有食积的问题

如果青少年食积了怎么办？

这是我经常被问到的问题。

梦梦是个楚楚动人的女孩子，为了保持曼妙身材，自己严格控制饮食。

我跟她说："你的身材已经很赞了，不要减肥了！"

她却一脸的无辜，说："李大夫，我没有减肥，我总是食积，吃不进去饭呀！"

记得很小的时候，俺娘经常说我食积。我一开始没太理解，心里想，到底什么是食积？后来在几次生病中有了深刻的体会：食积就是一种潜在的危险，是消化不良、胃肠炎的前兆。

这个疾病就像走到了岔路口，如果能够通过运动消化掉食积，那么身体就恢复健康了。如果没有消化掉食积，就会走向另一端，胃肠炎发作，上吐下泻，或者消化不良，不思饮食。

记得《红楼梦》中有一个章节，专门描述了饭后散步的重要性，里面就写了防止食积的方法。

梦梦食积的表现为：胃镜、肠镜没有异常，但她总是隔一段时间，不思饮食，舌苔厚腻，吃饭不香，由于吃的不多，所以急性胃肠炎发作倒是很少。

梦梦很苦恼地说："肚子总是感觉鼓鼓的、胀胀的，李大夫，我这怎么办呢？"

其实，对于食积的治疗方法自古有之。

经典的方剂就是保和丸，或者加味保和丸，是专门针对胃肠食积的一个很缓和且安全有效的方剂。

根据多年的临床经验，我把这个方剂进行了补充，可以称之为甫寸食积方：

"甫寸食积方"：

太子参15g	茯苓15g	炒白术15g	山药10g
神曲10g	焦山楂10g	法半夏6g	陈皮10g
枳壳10g	大腹皮10g	草豆蔻6g	厚朴10g
藿香10g	佩兰10g	紫苏梗10g	炙甘草6g

这里面包含了保和丸，就是一个经数百年验证的经典方剂，它是一个经典组合。太子参、茯苓、炒白术、山药、陈皮，发挥着健脾理气的作用；而神曲、焦山楂具有直接消食的作用；藿香、佩兰可化湿理气，共同发挥消食、健脾、理气的作用。

7剂饮片或者颗粒剂为1个疗程，一般由1~2个疗程就会好起来。

这里面当然更重要的是"食积三法"：

（1）清淡饮食，不能重口味，不吃油腻的、黏糯的，例如粽子、元宵等。

（2）可以考虑1周辟谷1天，就是认真吃早饭，午饭晚饭少吃一点，1周1次，来2周。

（3）揉腹和运动。揉腹的方法，围绕肚脐揉，可以顺时针30圈，也可以逆时针30圈。当然，这个没有严格的次数限制，只要自己揉着舒服就好；而运动，就是每周3次，每次出汗达到30分钟以上。

其实，只要你做到后面的"食积三法"，估计都用不到"甫寸食积方"。

梦梦认真地点点头。

后来，看到她在朋友圈挥汗如雨地打卡，我很开心地为她点赞。

根据后面的反馈，我欣喜地发现，梦梦的食积次数越来越少了。我觉得，医患共建的方式，让这份健康恢复得更彻底了。

其实，食积算不上大病，却困扰着很多人，发病率还不低。医患共建，让健康的习惯更好地养成，是我们共同努力的方向。

跋

医患共建的路在我们脚下

熙熙攘攘的门诊大厅逐渐冷清，行走在医院过道，有恍如隔世的感觉，因为来的时候，我还是拥挤着进来的，看见候诊区域全都是人，大家行色匆匆，但是井然有序，忙着挂号、看病、检查。夕阳西下，一抬头，感觉空落了很多。

喘了口气，然后习惯性地打开"好大夫在线"，忽然看到的一个线上求助，让我顿时不淡定了……

大夫，救救我吧，我怀孕了。我的胃一直不好，做完胃镜之后，还没来得及去治疗，就发现怀孕了，你看，我的胃镜单在下面，我是有萎缩和肠化的，会不会有危险？我已经约了明天的人流手术，我不能再耽误我的病情了。

看着满屏的文字，我能想象到，一个焦急的女子正在拉着我的胳膊，请我再帮她决策。看到她已经约好明天的人流手术，我的内心咯噔一下，像被揪了起来。

我仔细分析了她的情况，从她描述的疾病症状，到胃镜病理的报告，以及言语间表达出来的焦灼。我在好大夫在线上这样回复她。

"小美，你这个情况并不严重，不必担心。萎缩肠化很小，不会马上转变成胃癌，而且位置也是最轻的一种，在胃窦，就是有点磨损，和你生宝宝没有关系。你可以正常孕育胎儿。"

但是很快，小美就回复了："李大夫，我已经确认了明天的手术，谢谢你，我还是踏实治疗胃病吧。"

看到这，我心头一沉，继续跟她交流，跟她讲述："你的症状，其实和胃炎关系不大，是你的纠结和内心敏感导致的。"

小美说："李大夫，你说得太对了，等我做了人流之后，找你去调理脾胃。"

门诊后走廊的灯关了，室内的黑暗犹如我的心情。外面也下起了雨，淅淅沥沥，击打在窗花上，一阵寒风吹进来，我打了一个哆嗦。

我纠结着，这是患者自己的选择，为什么要干涉人家的想法呢？可是，如果怀孕了，就要珍惜上天的赐予，于是我又郑重地给她回了一句话：请给我打个电话吧，138××××××××。

然而，发送之前，我还是犹豫了。

近些年的医患冲突和矛盾，让每个大夫都谨小慎微，这是十分残酷的现实，不敢担当风险和患者共同决策，医生更倾向于保全自己。我曾经也在诊疗中受到不少患者质疑：吃了你的药，就开始腹泻了，怎么还不好？

所以，我不得重新不思考小美的情况，她这么纠结、敏感，万一怀孕的宝宝有问题，那我还不被她纠缠上了？她会说，你看，李大夫，就是听了你的话，我们要了这个孩子，现在怎么办？

打开窗户，一阵风吹进来，我任由雨水冲刷我的面庞。眼前的彩虹让我惊艳了，因为深深的乌云后面，有了一道阳光，而阳光的折射，形成了雨后的彩虹，我想，下雨还是暂时的，阳光总在风雨后。于是按下了发送的按钮。很快，小美给我拨来了电话。

她在那边泣不成声，感觉自己不是一个好母亲，感谢我能把私人电话和微信留给她，说我犹如一道彩虹，出现在她的风雨后。

此情此景，我也在看着窗外的彩虹，我对她说："小美，我给你讲个故事。"

这个是萎缩性胃炎的故事。

小张的胃镜报告显示是萎缩性胃炎，她忧心忡忡，更加茶不思饭不想。"大夫，我的胃都萎缩了，东西都不消化，咋办？"

我看着她的胃镜报告和病理，问她："你们单位多少人？"她眉头一蹙："60多个吧。"我说："今年有几个退休的？""3个办理了退休证。""那你们单位还运转吗？"小张若有所思。

萎缩性胃炎就像胃肠中的一部分员工退休了，也许连1%的人都占不到，根本不影响整个胃肠的消化吸收，而糜烂是一小部分员工请假了，溃疡是几个员工辞职了，这些都不会影响肠胃这个单位的运转，那一点儿萎缩，是不会对胃肠功能造成损伤的。

"你走在路上可能会被撞到吗？"我接着问。

小张想了想："嗯，会的，谁都有可能。"

"对呀，那你想想，你上了一万次街，几次被撞倒了呢？"

"从来没有呢。"

"是的，小张，你看着我的眼睛，我问你，只要是你上街，你就有被撞的可能，对不对？"

小张眨眨眼："嗯，有道理。"

我笑了："这不就得了，只要你是胃癌前病变，就有胃癌的风险。

"从胃癌前病变到胃癌，这个概率，就和你上街被车撞的概率一样。

"如果说，总是听到这里发生车祸，那里发生车祸，总是要担心，那你就永远别上街，就没有风险啦。

"同理，只要吃饭，就有被噎住、被噎死的可能，吃了米饭馒头什么的食物，都有导致得胃炎、胃癌的风险，咱们以后就别吃饭了啦。你看行不？"

小张也笑了："大夫你真幽默呀。"

我一本正经："我说的是事实，只是换了说法。别担心了！"

人走在街上都有被车撞的可能，在高速公路上开车发生车祸的风险会更高，但是就绝大多数情况来说，在高速公路上开车基本是安全的。风险处处都有，都有可能致命，看怎么应对了。

慢性胃炎就是我们在大街上遛弯儿，萎缩性胃炎就是你在过马路，胃癌前病变就是你开车上高速了，而熬夜，饮食不规律，吸烟饮酒就是你不遵守交通法规，随便闯红灯和变道。这都有可能遭遇事故，但概率不一样。也许总闯红灯，都没有遇到交通事故，但回头总结，遇到交通事故的，往往是闯红灯的。

人生就是概率，好好珍惜。

小美认真听完了这个故事，说："李大夫，谢谢你。"

然后郑重地跟我说，明天不去人流了，要把孩子生下来。

我的眼泪也夺眶而出，声音掩饰不了自己内心的波澜。说实话，我内心很复杂，既有一些担忧，似乎背负一个不定因素的枷锁，又为自己勇于承诺决策而激动和鼓掌，也想起了过去我曾经做患者的时刻。

所以，最后我说："谢谢你，小美，谢谢你信任我，愿意听我说。"

后来我们加了微信，我在替她提心吊胆中过了6个月，尽管还有一些小的波澜，比如小美的产前出血，以及消化道疾病的情况，让我的心情起起伏伏。

也许是看出了我的担忧，小美还宽慰我："李大夫，我相信你，我们的决策不会错，即使是有点儿问题，我也不怨你。"

当这句话出现在手机屏幕的时候，我内心也充满感动、欣慰，不由得感慨：医患信任，才是我们最美好的健康未来。

后来，有一天，收到小美和孩子的合影的时候，我差点跳起来，真的很开心。

一年以后，小美在我的药物治疗下，萎缩肠化也显示消失了，她更开心了，说李大夫你就是神医，萎缩肠化消失不容易。

我说，客观地讲，你就复查了一次，还不能说肯定消失了。因为你本身就不严重，萎缩得很小，也许这次取病理没有取到呢；第二就是因为年轻，自身条件好，在我的帮助下，实现了自我修复；第三，是我们配合好，你听话，做到了身心调愈。

这是个医患共同决策的故事。面对疾病，医患在一起，彼此信任，才有可能战胜共同的敌人。现实是残酷的，即使密切配合，也有不能战胜的可能，但是，只要在一起，共同迎敌，获得健康的机会就会大大增加。医患共建，就是我们恢复健康的终极密码。